Dr. med. Karl J. Pflugbeil / Dr. med. Irmgard Niestroj

Natürliche Hilfen für das ganze Leben

Gesundheit aus dem Bauch

Wie Sie Ihren Darm und damit Ihren Körper fit halten

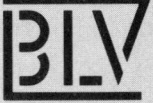

Zweite Auflage

Die Deutsche Bibliothek –
CIP-Einheitsaufnahme

Pflugbeil, Karl J.:
Gesundheit aus dem Bauch:
wie Sie Ihren Darm und
damit Ihren Körper fit halten;
natürliche Hilfen für das ganze
Leben / Karl J. Pflugbeil;
Irmgard Niestroj. – 2. Aufl. –
München; Wien; Zürich: BLV, 1994
    ISBN 3-405-14432-9
NE: Niestroj, Irmgard:

BLV Verlagsgesellschaft mbH,
München Wien Zürich
80797 München

© BLV Verlagsgesellschaft mbH,
München 1994
und Script Medien Agentur GmbH,
Grünwald

Lektorat: Edith Ch. Kiel
Herstellung: Sylvia Hoffmann
Grafik: Barbara von Damnitz
Einbandgestaltung: Julius Negele
Einbandfoto: Bildagentur Schuster,
Oberursel
Gesamtherstellung: F. Pustet,
Regensburg

Printed in Germany
ISBN 3-405-14432-9

**Wichtiger Hinweis zur
Benutzung des Buches**
Die in diesem Buch genannten
medizinischen Ratschläge und
Behandlungsmethoden sollen
keineswegs ein Ersatz für ärztliche
Beratung sein. Die richtige Diagnose und Therapie müssen immer
Sache des Arztes bleiben.
Die medizinische Wissenschaft
entwickelt sich ständig weiter;
neue Erkenntnisse der Forschung
können also nicht ausgeschlossen
werden.

Inhalt

KAPITEL 4
Gesunder Darm, gesunder Mensch

Vorwort

Dieses Buch vermittelt viele, teils weitgehend noch unbekannte Informationen über den Darm und seine vielfältigen Funktionen. Es macht deutlich, wie wichtig gerade dieses Organsystem für die Gesundheit ist – und wie sehr verkannt der Darm wird, wenn man ihn lediglich als Verdauungsorgan betrachtet. Seine weitaus größere Bedeutung zeigt sich bereits in den ersten Tagen des Lebens.

Kinder, die nach der Geburt einige Monate lang gestillt werden, gedeihen nicht nur besser, sie sind auch viel gesünder als Neugeborene, die mit Kuhmilch aus der Flasche großgezogen werden. Sie erkranken fünfmal seltener an Infektionen der Atemwege; sie leiden bei weitem nicht so häufig unter Entzündungen der Harnwege, des Mittelohres, des Gehirns. Sogar Fälle vom plötzlichen Kindestod, bei dem zuvor noch vermeintlich ganz gesunde Kinder morgens tot im Bettchen liegen, sind unter ihnen erheblich seltener. Diese Tatsachen hat eine Kommission von Medizinern ermittelt, die im Auftrag vom »National Institute of Child Health and Human Development« der amerikanischen Regierung wissenschaftlich klären sollte, welche Vorteile eine Ernährung mit Muttermilch für Säuglinge hat.

Kinder, die nach der Geburt einige Monate lang gestillt werden, entwickeln ein besser funktionierendes System der körpereigenen Abwehrkräfte, lautet die Erklärung der Experten für den so wichtigen Unterschied. Dieser Vorteil ist nicht allein Nährstoffen zu verdanken, wenngleich diese mit der Muttermilch in idealer Zusammensetzung angeboten werden und optimales Gedeihen ermöglichen. Er ist vielmehr auf andere Substanzen zurückzuführen – und auf deren Wirkung im Darm des Kindes.

Mit der Muttermilch nimmt der Säugling fertige Abwehrstoffe in sich auf; das ist sehr wichtig, weil sein eigenes Immunsystem noch nicht ausgereift ist und sich höchst unzulänglich gegen Erreger wehren kann. Es sind vor allem Antikörper vom Typ des sogenannten Immunglobulin A (abgekürzt: IgA), die Schleimhäute schützen. Im Körper des Kindes breiten sie sich über die Schleimhaut des Darmes aus und verhindern, daß sich Erreger auf ihr festsetzen oder durch sie hindurch in den Körper eindringen und diesen krank machen können. Zudem weisen die von der Mutter geschenkten Antikörper allergieauslösende Stoffe aus Nahrungsmitteln ab; Stillen ist deshalb die wichtigste erste Maßnahme, um bei Kindern mit einer angeborenen Veranlagung das Auslösen einer Allergie zu verhindern.

Mit der Muttermilch erhält der Säugling spezielle Wirkstoffe, beispielsweise den sogenannten Bifidusfaktor, welche die Besiedlung des Darmes mit äußerst nützlichen Bakterien fördern und regulieren. So entsteht eine normale Darmflora, und diese ist aus zwei Gründen ungemein wichtig für die Immun-Gesundheit des Menschen: Zum einen, weil sie im Darm ein Milieu schafft, in dem krank machende Bakterien und andere Erreger sich nicht übermäßig vermehren können; zum anderen, weil sie Immunzellen in der Darmwand buchstäblich trainiert, so daß ein eigenständiges Immunsystem des Darmes entsteht, das darüber hinaus von großer Bedeutung für den gesamten Organismus ist. Diese bedeutsamen Tatsachen werden wir noch ausführlich darstellen.

Wie entscheidend gerade diese Phase in der frühen Kindheit für Gesundbleiben oder Krankwerden sein kann, beweisen negative Beispiele von gestörter Immun-Entwicklung. Erkrankt ein Säugling während der ersten sechs Wochen an einer Enteritis (= Entzündung der Dünndarmwand), werden viele Immunzellen in der Darmwand zerstört und kaum wieder ersetzt. Für den Rest seines Lebens kann deshalb dieser Mensch ein geschwächtes Abwehrsystem haben. Er ist nicht nur anfälliger für Infektionen, sondern auch mehr gefährdet durch deren Folgen. Bekommt etwa ein derart vorgeschädigtes Kind später Masern, besteht ein Risiko bis zu 20 Prozent, daß es diese Krankheit nicht überlebt und an Komplikationen wie Lungenentzündung stirbt. Das belegen schlechte Erfahrungen aus Ländern der Dritten Welt, in denen sowohl Enteritis als auch Masern bei Kindern sehr viel häufiger sind als hierzulande.

Warum wir das Buch mit der Schilderung dieser Zusammenhänge beginnen? Weil sie unser grundlegendes Anliegen klar und deutlich machen: Was im Darm geschieht, betrifft den gesamten Organismus, und zwar von Geburt an ein Leben lang. Der Darm ist eben nicht nur das lebenswichtige Verdauungsorgan, das den Körper versorgt und entschlackt. Der Darm ist ebenso unentbehrlich als Immunorgan, das den Menschen gesund erhält. Um nur ein Faktum zu nennen: Die überwiegende Mehrzahl aller Abwehrstoffe wird hier gebildet und nicht, wie lange vermutet, in der Milz und in den Lymphknoten.

Weil diese Tatsachen noch weithin unbekannt sind und weil wir im Schwarzwald Sanatorium Obertal uns besonders intensiv mit dem ganzen großen Bereich der Immunologie befassen, werden wir zu Beginn des ersten Kapitels den Darm in seiner Funktion als Immunorgan vorstellen. Zuvor jedoch zur besseren Orientierung ein kleiner Überblick über die Verdauungsorgane im Bauchraum (deren Funktion und Bedeutung in den folgenden Kapiteln jeweils noch ausführlicher beschrieben werden).

»Who is who« im Bauch

Der Verdauungstrakt beginnt bereits im Mund. Dort werden die Nahrungsmittel zerkleinert und mit Speichel vermischt. Durch die Speiseröhre werden sie hinuntergeschluckt in den Magen, von dessen Saft sie auf die Verdauung vorbereitet und dann an den Dünndarm weitergegeben werden.

Dessen Anfang macht der Zwölffingerdarm (= Duodenum); er hat seinen Namen daher, daß er etwa zwölf Fingerbreit lang ist. In ihn münden die Ausführungsgänge, durch die sowohl die Bauchspeicheldrüse als auch die Gallenblase ihre Sekrete absondern. Es folgen der Leerdarm (= Jejunum) und der Krummdarm (= Ileum).

Der Dünndarm mündet unten rechts im Bauch in den Dickdarm, allerdings nicht direkt, sondern etwa sieben Zentimeter höher. Der ausgesparte Anfangsteil ist der Blinddarm (= Caecum), von dem wiederum der Wurmfortsatz (= Appendix vermiformis) ausgeht. Den weitaus größeren Anteil am Dickdarm hat der Grimmdarm (= Colon), der in drei Abschnitte gegliedert ist. Der aufsteigende Grimmdarm (= Colon ascendens) reicht hinauf bis zur Leber, von dort zieht sich der querverlaufende Grimmdarm (= Colon transversum) horizontal knapp unter dem Magen entlang zur linken Körperseite, und der absteigende Grimmdarm (= Colon descendens) führt hinab über einen S-förmig verlaufenden Abschnitt (= Colon sigmoideum) zum Mastdarm (= Rektum). Dieser endet in den After, der durch einen kräftigen Ringmuskel verschlossen ist. Die Bauchhöhle ist vom Bauchfell (= Peritoneum) ausgekleidet, das auch die Eingeweide überzieht und das durch seinen ausgeschiedenen Schleim deren Oberfläche glatt und gegeneinander leicht beweglich macht. Der Darmtrakt liegt nicht etwa frei im Bauchraum, sondern ist durch das Gekröse (= Mesenterium) lose an der hinteren Bauchwand befestigt. Es sorgt dafür, daß die einzelnen Abschnitte des Darmes sich zwar gegeneinander verschieben können, aber sich nicht ineinander verschlingen. An der Vorderseite der Bauchhöhle legt sich das Netz (= Omentum) wie eine Schürze haltend und schützend vor die Eingeweide; in seinem Gewebe wird auch überflüssiges Fett abgelagert – und das macht »den Bauch«.

Die Verdauungsorgane des Menschen

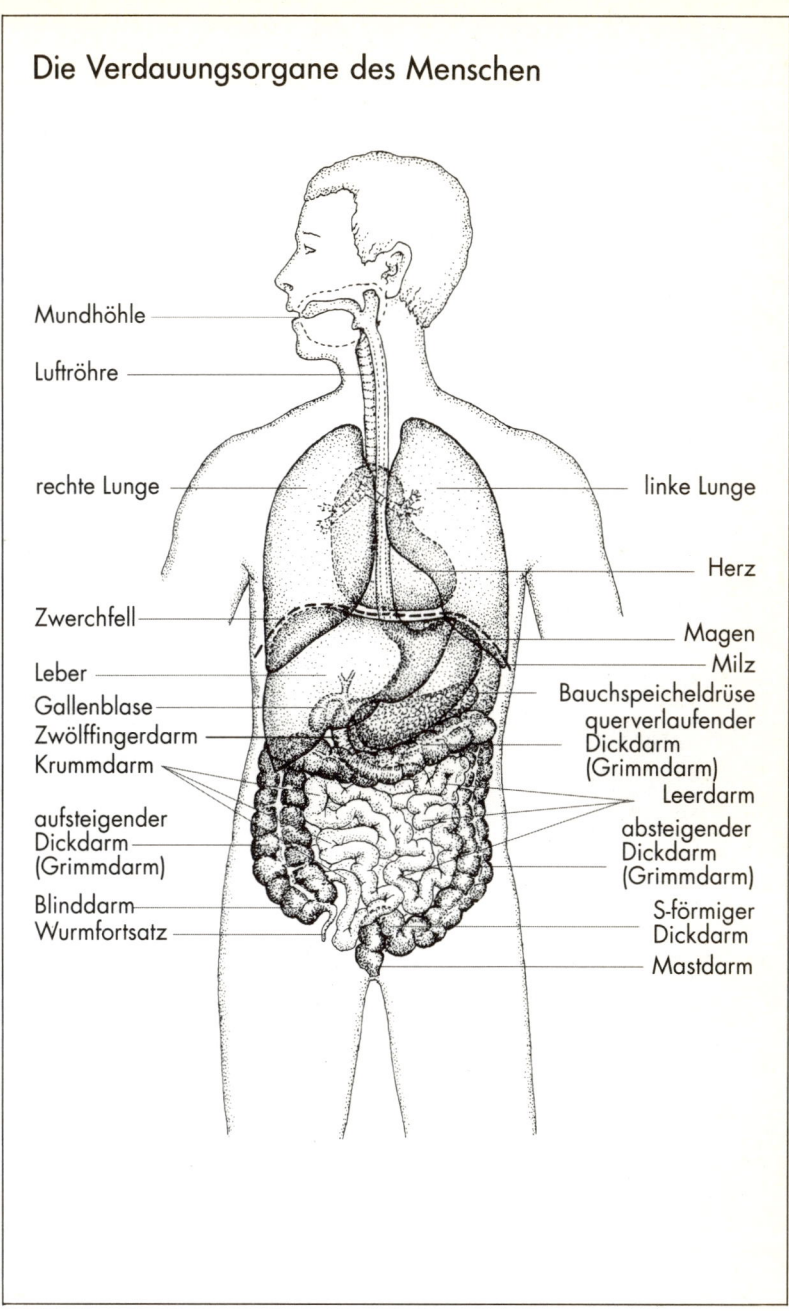

Mundhöhle

Luftröhre

rechte Lunge

Zwerchfell

Leber

Gallenblase

Zwölffingerdarm

Krummdarm

aufsteigender
Dickdarm
(Grimmdarm)

Blinddarm

Wurmfortsatz

linke Lunge

Herz

Magen

Milz

Bauchspeicheldrüse

querverlaufender
Dickdarm
(Grimmdarm)

Leerdarm

absteigender
Dickdarm
(Grimmdarm)

S-förmiger
Dickdarm

Mastdarm

KAPITEL 1

Wie der Darm den Menschen gesund erhält

Immunsystem: Gesundheit beginnt im Darm

Mit jedem Bissen nimmt der Mensch nicht allein lebensnotwendige Nährstoffe zu sich; es können auch gefährliche Beigaben darin enthalten sein, wie Bakterien und Viren, giftige oder allergieauslösende Substanzen. Die meisten von ihnen werden zwar bereits im Magen unschädlich gemacht; sehr viele aber gelangen in den Darm, können schlimmstenfalls das Verdauungsorgan und darüber den ganzen Organismus krank machen.

Zum Glück gibt's GALT dagegen! Dieses Kürzel steht für den englischen Begriff »gut-associated lymphoid tissues«, und es bezeichnet das Lymphgewebe in der Darmwand. GALT führt, völlig zu Unrecht, ein Schattendasein. Kaum ein Mensch kennt es, aber alle verdanken auch ihm Gesundheit und Leben. GALT bildet nämlich das größte Immunorgan im Körper.

Etwa 80 Prozent aller Zellen, die Immunglobuline produzieren (Immunglobin ist der Oberbegriff für die sogenannten Antikörper als spezifische Abwehrstoffe), haben ihren Sitz in der Darmwand; der Rest stammt aus Milz, Knochenmark und Lymphknoten anderenorts. Alles in allem macht das Lymphgewebe des Darmes etwa ein Viertel der gesamten Schleimhaut dort aus; das sind etwa 50 Quadratmeter und somit 25mal mehr als die Oberfläche der Haut.

Kleine Lymphknoten sind besonders zahlreich in der Schleimhaut vom oberen Dünndarm verteilt. Sie beherbergen vor allem T-Lymphozyten; das sind spezialisierte weiße Blutkörperchen, die nach ihrem Entstehen im Knochenmark von der Thymusdrüse hinter dem Brustbein für spezielle Abwehrfunktionen ausgebildet worden sind. Schätzungsweise 30 Prozent aller T-Lymphozyten des Körpers sind im Darm konzentriert, ständig bereit zum Einsatz gegen Erreger, Fremdkörper, Schadstoffe.

Ein weiterer wichtiger Einsatzort der T-Lymphozyten ist der Wurmfortsatz des Blinddarms (= Appendix vermiformis). Dieser wird sogar »Darm-Tonsille« genannt, weil er ebenso wie die Mandeln

(= Tonsillen) im Rachenraum ein Teil des Immunsystems ist. Ähnlich wie die Mandeln erfüllt der Wurmfortsatz bereits im Kindesalter seine wichtigsten Funktionen. Danach bilden sich beide Immunorgane zurück – weshalb sowohl Mandel- als auch Blinddarmentzündungen mit den Jahren seltener werden. Unnütz, wie mitunter behauptet wird, ist der Blinddarm also ganz und gar nicht. Das bestätigt auch eine Beobachtung von Chirurgen: Von Patienten mit Dickdarmkrebs haben doppelt so viele keinen Blinddarm mehr als Angehörige der gesunden Bevölkerung; ganz offensichtlich besteht da ein Zusammenhang.

Thymusabhängige Lymphozyten erfüllen noch eine andere Aufgabe im Darm. Als T-Suppressorzellen schaffen sie die »orale Toleranz«. Das bedeutet: Sie sorgen dafür, daß nicht gegen jede fremde Substanz, die mit der Nahrung in den Darm gelangt, sofort aufs neue eine Abwehrreaktion eingeleitet wird; sie verhindern dadurch, daß es zu einer Unzahl von Allergien beziehungsweise Unverträglichkeitsreaktionen kommt und bewahren auch so die Gesundheit.

Von größter Bedeutung für den Immunschutz des Menschen sind die »Peyerschen Plaques« im unteren Dünndarm. Ihren Namen haben sie nach ihrem Entdecker Johann Konrad Peyer. Im Jahre 1677 beschrieb der Schweizer Anatom erstmals diese Anhäufungen aus sehr vielen weißlichen Lymphknötchen, die bis zu zwei Zentimeter breit und mehrere Zentimeter lang sind. Sie bilden straßenförmige Platten, die parallel zum Darm verlaufen und deren Oberflächen auffällig glatt sind. Dort nämlich sitzen keine Darmzotten, die Nährstoffe aufnehmen, sondern sogenannte M-Zellen (von »microfold« = kleinstgefaltet), die ganz andere Aufgaben haben.

Die M-Zellen entnehmen dem Darminhalt winzig kleine Proben und reichen diese weiter an die darunterliegende Peyersche Plaque. Dort werden Antigene (das sind die unverwechselbaren Kennzeichen für körperfremde Substanzen verschiedenster Art wie Erreger oder Schadstoffe oder Allergene) bereits von Immunzellen erwartet. Zu ihnen gehört eine ganz besondere Art von weißen Blutkörperchen, die sogenannten B-Lymphozyten. Sobald diese

Kontakt hatten mit einem neuen Antigen, beginnt ein einzigartiges Immungeschehen:

Die B-Lymphozyten verlassen die Peyersche Plaque, wandern mit der Lymphflüssigkeit ab, gelangen in den Blutkreislauf und kommen mit dem Blut auch wieder zurück in den Darm. Erst nach diesem »homing« (= Heimkehr) wandeln sich die B-Lymphozyten zu sogenannten Plasmazellen, die von nun an spezifische Antikörper gegen ein ganz bestimmtes Antigen produzieren. Zusätzlich wird ein ganzes Spektrum weiterer Abwehrmechanismen aktiviert; zu ihnen gehören unter anderem die sogenannten Zytokine, Leukotriene, granulozytenstimulierende Faktoren, Fibrozyten, Prostaglandine.

GALT als Immunsystem des Darmes verfügt über sehr viele verschiedene Plasmazellen. Sie alle produzieren überwiegend Antikörper vom Typ des Immunglobulin A, das Schleimhäute schützt. Diese bilden die vorderste Front der Immunabwehr im Darm. Sie überziehen die Schleimhaut mit einer Schicht, welche Erreger, Gifte, Fremdstoffe, Allergene im Prinzip stets gleich abwehrt: Antikörper binden die Antigene an sich, für die sie bestimmt sind, und bilden so einen sogenannten Immunkomplex, der ausgeschieden wird, ehe sich beispielsweise Erreger an der Darmwand festsetzen können. Zudem werden von den Antikörpern auch Giftstoffe aus Bakterien neutralisiert sowie Viren in der Vermehrung blockiert.

Weil jedoch diese Abwehrkräfte aus Eiweiß bestehen, würden sie selbst von Enzymen im Darm abgebaut werden, wenn sie nicht etwas anders aufgebaut wären. Jeweils zwei der Antikörper werden durch eine »sekretorische Komponente« zu einem Doppelmolekül verbunden; so entsteht das »sekretorische Immunglobulin A« (abgekürzt: sIgA), das nicht verdaut wird.

Das eben beschriebene Immungeschehen erhält vor allem die Schleimhäute des Darmes gesund. Es schützt darüber hinaus andere Schleimhäute im Körper – die in den Bronchien, in den Harnwegen, in den Geschlechtsorganen, wahrscheinlich auch die in der Nase und in den Augen. Von den B-Zellen aus den Peyerschen Plaques kehren nämlich nicht alle zurück in den Darm; einige verbleiben in anderen Schleimhäuten und produzieren dort spezifische Antikörper gegen dasselbe Antigen. Zudem werden von den Plasmazellen des Darmes auch Antikörper an die Lymphflüssigkeit abgegeben, die mit dieser ebenfalls in andere Schleimhäute gelangen und dort der Immunabwehr dienlich sind.

Das hat seinen guten Grund: GALT als Immunsystem des Darmes ist ein Bestandteil vom übergeordneten MALT (= mucosa-associated lymphocyte tissues), das als gemeinsames Abwehrsystem der Schleimhäute im Körper gilt. Diese engen Zusammenhänge werden ganz gezielt genutzt, beispielsweise bei der Schluckimpfung gegen Kinderlähmung: Abgeschwächte Polio-Viren gelangen in den Darm und lösen dort in den Peyerschen Plaques eine Immunreaktion aus, welche nicht nur lokale Abwehrkräfte bildet, sondern darüber hinaus eine »systemische Immunantwort« bewirkt, welche künftig den Menschen gegen Kinderlähmung schützt. Auf dieselbe Weise lassen sich über den Darm verschiedene Gesundheitsstörungen in anderen Organen behandeln: Werden ihm bei der Symbioselenkung genügend ausgewählte Keime zugeführt, machen diese den Patienten nicht etwa krank, sondern stärken vielmehr die Immunabwehr seines Körpers und helfen, wieder gesund zu werden – alles darüber in Kapitel 3.

Umgekehrt gilt das gleiche. Ist das Immunsystem des Darmes gestört oder geschwächt, drohen nicht nur Erkrankungen dort – auch andere Organe sind gefährdet. Dem vorzubeugen ist eine der Hauptaufgaben der Darmflora. Unter ihren nützlichen Bakterien sind nahe Verwandte von krank machenden Erregern. Sie dienen deshalb – buchstäblich – als eine Art Sparringspartner für ein ständiges »immunologisches Training« der Lymphozyten in der Darmwand. So halten sie GALT fit und erhalten seine Fähigkeit, genügend vom sekretorischen Immunglobulin A herzustellen. Ohne diese Stimulierung durch körpereigene Bakterien könnte die Abwehrbereitschaft des gesamten Organismus nicht aufrechterhalten werden (im nächsten Abschnitt mehr darüber, wozu die Darmflora sonst noch gut ist).

GALT ist der wichtigste Teil des Immunsystems im Darm, jedoch nicht der einzige. Neben den B-Lymphozyten sind dort weitere Abwehrkräfte tätig. Dazu gehören außer den bereits genannten T-Lymphozyten besondere Schutzstoffe in der Schleimschicht wie Lysozym, das Zellwände von Bakterien zerstört, sowie bestimmte Granulozyten und die Makrophagen (die nach ihrer Funktion auch »Freßzellen« genannt werden). Sie alle errichten gemeinsam eine Barriere, die Erreger daran hindert, durch die Darmwand hindurch zu den Blutgefäßen zu gelangen und sich mit dem Kreislauf im Körper auszubreiten. Der Mensch bleibt gesund – ohne sich bewußt zu sein, welch großen Anteil daran sein Darm hat.

In diesem Zusammenhang eine weitere, höchst interessante Information. Mit dem Organismus altert auch sein Immunsystem. Spätestens im Alter ab fünfzig kommt es deshalb zur sogenannten Immunopause mit einem Nachlassen der körpereigenen Abwehrkräfte. Auch GALT ist davon betroffen. Während in jungen Jahren bis zu dreihundert Peyersche Plaques im Darm existieren, sinkt deren Anzahl bei älteren Menschen unter einhundert. Dann ist es höchste Zeit, die Immunkräfte des Körpers zu stärken. Bei uns im Schwarzwald Sanatorium Obertal gelingt das mit Hilfe von Thymosand®; das ist ein Präparat, das alle wichtigen Thymus-Peptide als immunregulatorisch tätige Wirkstoffe aus der Thymusdrüse in ihrer natürlichen Zusammensetzung enthält. Mit ihm lassen sich die T-Lymphozyten, auch die im Darm, und darüber die gesamte körpereigene Abwehr positiv beeinflussen.

Darmflora: Bakterien leben für den Menschen

Wer diese Zahl zum erstenmal liest, der kann nur staunen: Im Darm eines gesunden Menschen leben mehr Bakterien, als es Zellen in seinem Körper gibt. Alles in allem sind es schätzungsweise 100 Billionen (das ist eine 1 mit 14 Nullen); dank ihrer großen Anzahl bringen es die winzigen Keime auf ein Gesamtgewicht von eineinhalb Kilogramm.

Diese Bakterien sind nicht gleichmäßig über den ganzen Darmtrakt verteilt; sie besiedeln ihn unterschiedlich dicht, entsprechend ihren Aufgaben. Im Zwölffingerdarm gleich hinter dem Magen sind normalerweise derart wenig Bakterien vorhanden, daß er als »praktisch keimfrei« gilt. In den folgenden Abschnitten vom Dünndarm – das sind der Leerdarm und der Krummdarm – werden es allmählich mehr. Im Dickdarm aus Grimmdarm und Mastdarm schließlich befindet sich der weitaus größte Anteil dieser sogenannten Darmflora; hier sind in jedem Gramm vom Verdauungsbrei mindestens 100 Milliarden Bakterien enthalten.

Eine weitere Zahl ist ebenfalls gut für eine Überraschung: Es sind mehr als vierhundert verschiedene Arten von Bakterien, die im Darm des Menschen leben und wirken. Die Überzahl von 98 Prozent bilden sogenannte Anaerobier, die ohne Sauerstoff gedeihen, wie »Bacteroides«, »Bifidobacterium«, »Clostridium«, »Streptococcus«. Eine Minderheit von höchstens 2 Prozent stellen die Aerobier, die Sauerstoff zum Leben brauchen, und das sind vor allem »Escherichia coli«, »Enterococcus«, »Lactobacillus«.

Beide Gruppen der Darmflora sind gleich wichtig für die Gesundheit, bereits von Geburt an. Wenn der Mensch zur Welt kommt, ist sein Darm keimfrei. Unmittelbar danach wandern die ersten Bakterien dort ein. Wie bereits betont, ist Muttermilch das beste Nahrungsmittel zur Unterstützung dieses Prozesses; unter anderem deshalb, weil sie den Bifidusfaktor zuführt, der das Wachstum der besonders nützlichen Bifidobakterien fördert. Als erste jedoch besiedeln Aerobier den Darm, und das ist richtig so. Diese Bakterien verbrauchen den Sauerstoff, der ständig durch die Darmwand dringt; sie bereiten dadurch den Boden für die Ausbreitung der Anaerobier, deren Anzahl immer größer wird. Gegen Ende des ersten Lebensjahres hat die Darmflora des Menschen ihre endgültige Zusammensetzung erreicht. Diese ist in gewissen Grenzen zwar individuell verschieden, bleibt aber – bei Gesundheit und gleichbleibender Lebensweise – ein Leben lang weitgehend stabil erhalten.

Der Mensch und die Mikroorganismen in seinem Darm leben normalerweise in schönster Koexistenz, in einer Symbiose mit Nutzen auf Gegenseitigkeit. Die Bakterien werden mit Nahrung versorgt, und ihnen wird gewissermaßen Obdach gewährt. Ihr Wirt hat weitaus mehr Vorteile von der Darmflora; hier einige der wichtigsten:

- Bakterien im Darm sind unerläßlich für die optimale Funktion des gesamten Immunsystems (wie im vorigen Abschnitt dieses Kapitels erklärt worden ist).
- Bakterien im Darm gehen selbst gegen Krankheitserreger vor, und zwar mit sehr verschiedenen Mitteln und Methoden. Zum einen, indem sie die Darmschleimhaut mit einem dünnen, jedoch dichten Film überziehen und dadurch eine »mikrobielle Barriere« bilden; diese hindert Erreger daran, sich an der Darmwand festzusetzen und durch sie hindurch in den Körper einzudringen. Zum anderen, indem diese nützlichen Mikroben ein »saures Milieu« schaffen, in dem gefährliche Bakterien und schädliche Pilze nicht gedeihen können. Und drittens tobt eine Art von Bruderkrieg im Darm: Bestimmte Kolibakterien sondern »Colicine« ab, die ganz ähnlich wie Antibiotika andere, krankheitserregende Kolibakterien töten.
- Bakterien im Darm produzieren sogar bestimmte Vitamine, wie Biotin, Folsäure, Vitamin K. Allerdings ist deren Bedeutung für die Gesundheit des Menschen nicht so groß, wie einst angenommen worden ist; denn nur ein Bruchteil dieser selbstgemachten Vitamine gelangt aus dem Dickdarm ins Blut, der große Rest bleibt ungenutzt. Eine Ausnahme macht offensichtlich das Vitamin K, das von Darmbakterien aus Vorstufen in grünen Blättern (z. B. Salate) aufgebaut wird und das unerläßlich für die Blutgerinnung ist.

- Bakterien im Darm machen sich in weiteren Bereichen nützlich. Sie zerlegen Gallensäuren und Gallenfarbstoffe, damit diese mit dem Blut zurück in die Leber gelangen und dort wieder verwendet werden können. Sie verwerten Medikamente, und sie entgiften Schadstoffe. Sie sollen sogar zu einem gesunden Schlaf beitragen, indem sogenannte Muramyl-Peptide aus ihnen mit dem Kreislauf bis ins Gehirn gelangen und dort eine beruhigende Wirkung entfalten.
- Bakterien im Darm sind beteiligt am Stoffwechsel. Nahrungsbestandteile, die vom Dünndarm nicht verwertet worden sind, werden von Bakterien im Dickdarm verdaut. Das gilt nicht nur für die sogenannten Ballaststoffe aus den Zellwänden der Pflanzen, von denen hier die Zellulose bis zu 70 Prozent und Pektine sogar zu 100 Prozent abgebaut werden. Bakterien im Dickdarm verwerten auch andere Nahrungsreste. Durch Gärung gewinnen sie aus Kohlenhydraten die sogenannten kurzkettigen Fettsäuren, des weiteren entstehen dabei Kohlendioxid und Wasserstoff.
Durch Fäulnis zersetzen sie Eiweiß, wobei übelriechende, teils sogar giftige Stoffe entstehen wie Skatol und Indol. Gärungs- und Fäulnisbakterien hemmen sich gegenseitig, so daß im Dickdarm eines gesunden Menschen ein gewisses Gleichgewicht zwischen ihnen besteht. Ein Mangel an den sogenannten Milchsäurebildnern, das sind die Bifidobakterien und die Laktobazillen, führt zudem zu Resorptionsstörungen von Spurenelementen und Mineralstoffen, so daß vor allem weniger Eisen und Zink aufgenommen werden.

Von besonderem Nutzen sind die kurzkettigen Fettsäuren, welche die Bakterien im Dickdarm bereitstellen. Zu ihnen gehören Azetat als Salz der Essigsäure und Butyrat als Salz der Buttersäure. Diese Substanzen werden von der Schleimhaut aufgenommen und erfüllen in ihr vielfältige Funktionen. Sie liefern reichlich Kalorien für deren Zellen, die ihren Energiebedarf etwa zur Hälfte decken, indem sie Fettsäuren verbrennen. Sie regen die Bewegungen des

Darmes an und wirken dadurch einer Darmträgheit entgegen. Sie sind natürliche Heilmittel gegen Entzündung und Entartung von Darmzellen, was in Laborversuchen beeindruckend bestätigt worden ist: Kurzkettige Fettsäuren hemmten im Reagenzglas das Wachstum von Krebszellen aus dem Dickdarm.

In diesem Zusammenhang noch eine Information für alle Menschen, die unbedingt abnehmen wollen und dennoch nicht schlanker werden. Dank der Bakterien im Dickdarm gewinnt der Körper allein aus den kurzkettigen Fettsäuren 500 Kalorien und mehr am Tag; je länger die Nahrungsreste dort verweilen, desto höher ist dieser Zugewinn. Wer eine Reduktionsdiät mit etwa 1500 Kalorien und mit wenig Ballaststoffen einhält, der darf sich deshalb nicht wundern, wenn er kein Gramm Gewicht verliert. Etwas mehr Ballaststoffe könnten die Passage durch den Dickdarm verkürzen und die Aufnahme zusätzlicher Kalorien dort verringern.

Jedes dieser Details über den großen Nutzen der Bakterien im Darm bestätigt die Gesamtheit: Ein gesunder Körper braucht eine gesunde Darmflora. »Eubiose« wird dieser normale Zustand genannt. Der Begriff ist aus der Silbe »eu«, die gut bedeutet, und aus dem Wort »symbiosis« für Zusammenleben gebildet worden. Er bezeichnet ein ausgewogenes Gleichgewicht, in dem Darmwand, Darminhalt, Darmbakterien im gegenseitigen Ergänzen zum Wohle des Menschen zusammenwirken.

Bei einer »Dysbiose« (von »dys« = miß-) besteht ein Ungleichgewicht dieser Kräfte, das die Gesundheit gefährdet und Krankheiten verursachen kann. In diesem Falle nämlich ist die Darmflora in ihrer Zusammensetzung verändert und daher in ihrer Funktion gestört. Bestimmte Bakterien nehmen überhand, während andere Keime weniger werden, und wieder andere Bakterien gelangen nun in Abschnitte des Darmes, in die sie eigentlich nicht hingehören. Folgen hiervon sind nicht allein Erkrankungen des Verdauungstraktes. Es können auch andere Organe in Mitleidenschaft gezogen werden, beispielsweise die Leber, die Harnwege, die

Haut und das ganze Immunsystem der körpereigenen Abwehrkräfte (mehr über diese gesundheitsschädigenden Auswirkungen sowie über die Möglichkeiten einer ursächlichen Behandlung in den Kapiteln 3 und 4).

Schuld an einer Dysbiose können sehr verschiedene Ursachen sein, die alle der Darmflora schaden; beispielsweise eine einseitige Ernährung (vor allem mit übermäßig viel Eiweiß), Funktionsstörungen von Magen und Darm (beispielsweise durch einen Mangel an Magensäure oder durch Folgen von Operationen), schwere Infektionskrankheiten (wie Ruhr und Typhus); am häufigsten jedoch sind es unerwünschte, wenngleich unvermeidliche Nebenwirkungen einer – nicht immer notwendigen – Behandlung mit Medikamenten.

Jeder vierte Patient, der mit Antibiotika behandelt wird, bekommt Durchfälle. Denn diese Arzneimittel machen keinen Unterschied zwischen gefährlich und nützlich. Sie vernichten nicht nur Krankheitserreger, sondern auch die Darmflora. Fehlen infolgedessen die nützlichen Bifidobakterien, Enterokokken, Laktobazillen, können sich im Darm gefährliche Bakterien wie Clostridium difficile ausbreiten, die Giftstoffe absondern und dadurch den Durchfall verursachen.

Vermehrt sich die Darmflora selbst ungehemmt, kann das ebenfalls Beschwerden bereiten. Dann nämlich werden die normalerweise nur spärlich besiedelten oberen und mittleren Abschnitte des Dünndarms von Bakterien förmlich überwuchert. »Overgrowth-(= Überwucherungs-)Syndrom« heißt denn auch das Krankheitsbild mit Symptomen wie Durchfall, Blähungen, krampfartige Leibschmerzen. Gewinnen Fäulnisbakterien die Überzahl, wird die Leber übermäßig belastet, weil sie die vermehrt anfallenden Abbauprodukte vom Eiweiß entgiften muß. Dieselbe Belastung kann durch Alkohol entstehen, falls Hefepilze sich im Dickdarm ausbreiten. In großer Zahl stören sie den Abbau der Kohlenhydrate dort derart, daß im Darm ständig etwas Alkohol entsteht, der wiederum von der Leber unschädlich gemacht werden muß. In der Regel führt diese Störung der Darmflora nicht zu einer meßbaren Erhöhung des Alkoholspiegels. Bekannt sind allerdings Ausnahmen, bei denen Menschen durch diese »Brauerei im eigenen Bauch« ständig bis zu 0,6 Promille Alkohol im Blut hatten, ohne auch nur einen einzigen Schluck getrunken zu haben.

Stoffwechsel: Aller Nachschub kommt durch den Darm

Um seinen Bedarf an Nährstoffen und an Energie zu decken, muß der Körper des Menschen die ihm zugeführten Nahrungsmittel zunächst verdauen, um anschließend deren feinste Bestandteile aufnehmen zu können (bzw. zu resorbieren, wie das Fachwort dafür heißt). Diesen Teil vom Stoffwechsel übernimmt der Magen- und Darmtrakt, und er braucht viel Zeit dafür.

Ein Schulbeispiel nennt eine Art Fahrplan, der zwar beim einzelnen Menschen abweichen kann, für eine anschauliche Darstellung aber durchaus brauchbar ist. Wird eine Mahlzeit am Sonntagabend um 20 Uhr verzehrt, werden deren Bestandteile etwa zehn Sekunden lang im Mund mit den Zähnen zerkleinert, mit Speichel angereichert und dann durch die Speiseröhre hinuntergeschluckt. Im Magen verbleibt das Abendessen etwa drei Stunden lang bis kurz vor Mitternacht, wird derweilen durch dessen Säure, Enzyme und Schleim auf die weitere Verdauung vorbereitet. Zu einem flüssigen Speisebrei zersetzt, gelangen die Nahrungsmittel in den Dünndarm, von dem sie bis Montag früh um 6 Uhr verwertet werden. Was dann noch übrigbleibt, wird an den Dickdarm weitergereicht und von diesem gemächlich dem Ende zu geleitet. Erst am Dienstagmorgen werden die unverdaulichen Reste der Mahlzeit vom Sonntagabend ausgeschieden.

Alles in allem sind das 36 Stunden für eine Strecke von sechs bis sieben Metern. So lange nämlich erstreckt sich der gesamte Darmtrakt des Menschen. Nach einer Faustregel der Anatomen ist der

Darm achtmal so lang wie der Rumpf, weil der Mensch als »Gemischtköstler« sowohl pflanzliche als auch tierische Nahrung zu sich nimmt. Bei reinen Fleischfressern ist der Darm viel kürzer, weil deren Nahrung auch viel konzentrierter ist; bei Hunden und Katzen ist der Darm fünfmal so lang wie ihr Rumpf. Reine Pflanzenfresser haben die längsten Därme, weil sie die Nährstoffe erst langwierig erschließen müssen; bei Schafen und Rindern mißt der Darm die 25fache Länge des Rumpfes.

Am gesamten Darmtrakt des Menschen hat der Dünndarm mit fünf bis sechs Metern Länge den größten Anteil. Er hat zudem die größte Bedeutung für den Stoffwechsel: Überwiegend hier werden die Nahrungsmittel verdaut und die lebensnotwendigen Nährstoffe aus ihnen aufgenommen. Für diese Aufgabe ist der Dünndarm mit einer Schleimhaut ausgekleidet, die durch drei Besonderheiten geformt ist:

1. Sie ist in kreisförmig verlaufende Falten gelegt, die bis zu einem Zentimeter weit ins Innere des Darmes ragen; sie werden nach ihrem Entdecker Kerckring-Falten genannt.
2. Sie besteht aus fingerähnlichen Ausstülpungen, welche die Schleimhaut ähnlich wie Samt aussehen lassen. Das sind die Zotten (= Villi), die zwischen 0,5 und 1,5 Millimeter klein sind und von denen sich bis zu vierzig Stück auf einem einzigen Quadratmillimeter drängen.
3. Jede der Zotten ist noch einmal mit einer Vielzahl von Falten besetzt, die insgesamt den »Bürstensaum« bilden. Dessen Einzelheiten sind nur unter dem Elektronenmikroskop zu sehen: Etwa 200 Millionen dieser sogenannten Mikrovilli haben Platz auf einem Quadratmillimeter.

Sinn dieser vielfältigen Gestaltung ist eine Vergrößerung der Oberfläche. Wäre der Dünndarm glatt wie ein Rohr, hätte er lediglich eine innere Oberfläche von etwa einem Drittel Quadratmeter; durch Falten, Zotten, Bürstensaum jedoch wird sie auf etwa 4500 Quadratmeter vergrößert. Zum Vergleich: Die Oberfläche des

Dünndarms ist mehr als 2000mal größer als die Haut des Menschen beziehungsweise sie mißt weitaus mehr als die Hälfte eines Fußballfeldes mit seinen 7350 Quadratmetern.

Zweck dieser enormen Vergrößerung ist eine Verbesserung der Resorption. Je größer die innere Oberfläche, desto mehr Nährstoffe können vom Dünndarm aufgenommen werden. Tatsächlich ist dessen Kapazität wesentlich größer als der diesbezügliche Bedarf des Menschen. Dafür gibt es exakte Berechnungen: Der Dünndarm könnte 86 Prozent mehr Kohlenhydrate, 75 Prozent mehr Eiweiß, 72 Prozent mehr Fette aufnehmen, als für eine normale Ernährung erforderlich sind, beziehungsweise maximal 6000 Kalorien pro Tag, also mehr als doppelt soviel, wie die meisten Menschen tatsächlich benötigen. Ganz offensichtlich sind von Natur aus große Reserven vorgesehen, um selbst bei Ausfall von Teilen des Dünndarms die Zufuhr an Nährstoffen sicherzustellen. Für die Verdauung sondert der Dünndarm selbst täglich aus speziellen Drüsen bis zu drei Liter eines besonderen Saftes ab, und in ihn entleert sowohl die Gallenblase ihre Flüssigkeit als auch die Bauchspeicheldrüse (= Pankreas) ihr Sekret. Jede dieser Zugaben hat ihre Aufgabe. Die Gallenflüssigkeit verteilt Fette in kleinste Tröpfchen und ist deshalb wichtig für deren weitere Verdauung. Der Saft des Dünndarms und vor allem das Sekret der Bauchspeicheldrüse enthalten spezielle Enzyme, welche die im Magen bereits begonnene Verdauungsarbeit hier vollenden. Sie zerlegen die wichtigsten Bestandteile der Nahrungsmittel in verwertbare Bruchstücke:

Eiweiß wird durch Trypsin und Chymotrypsine zunächst in Peptide zerteilt, dann durch Peptidasen in einzelne Aminosäuren. Kohlenhydrate werden hauptsächlich durch Amylase und Glukosidasen (nämlich Laktase, Maltase, Saccharase) zu einfachen Zuckern abgebaut, wie Glukose, Galaktose, Fruktose. Übrigens: Ein Teil der Kohlenhydrate wird bereits im Mund in einfache Zucker aufgespalten; das schmeckt man, wenn man ein Stück Brot längere Zeit kaut – es wird süß! Fette werden durch Lipasen in Glyzerin und Fettsäuren gespalten.

Erst diese umgewandelten Nährstoffe können aus dem Darm in den Körper aufgenommen werden. Das hat noch einen besonderen Grund: Tierisches Eiweiß würde eine allergische Reaktion auslösen, wenn es in seiner ursprünglichen Form auf Abwehrkräfte des Immunsystems träfe; seine einzelnen Aminosäuren hingegen sind sehr gut verträglich.

Die Resorption von Nährstoffen geschieht mit Hilfe der sogenannten Zottenpumpe. Die winzigen Ausstülpungen der Schleimhaut ziehen sich drei- bis viermal in jeder Minute zusammen; diese Funktion wird vom Darm selbst durch spezielle Botenstoffe gesteuert. Die Zotten saugen dabei Aminosäuren und Zucker, auch Vitamine und Mineralstoffe sowie Wasser an und leiten diese an kleinste Ausläufer von Blutgefäßen (= Kapillaren) weiter. Dabei erweist sich die Schleimhaut im Darm als eine »intelligente Barriere«: Während Bakterien, Schadstoffe und Fremdkörper sie nicht passieren dürfen, gelangen die lebensnotwendigen Nährstoffe hindurch – vom Eisen, beispielsweise, wird exakt soviel aufgenommen, wie benötigt wird, während Beta-Carotin als Vorstufe vom Vitamin A weitaus besser resorbiert wird, wenn es in Fett gelöst ist.

Mit dem Blut gelangen die meisten Nährstoffe durch die Pfortader zunächst in die Leber; sie werden von diesem zentralen Organ entweder umgebaut und gespeichert oder gleich weiterverteilt. Der größte Teil von Glyzerin und Fettsäuren macht einen Umweg. Sie werden im Darm zunächst von der Lymphe aufgenommen und mit dieser erst später dem Blutkreislauf zugeführt.

Weil die Zotten des Dünndarms pausenlos für die Resorption tätig sind, verschleißen sie rasch und müssen ebenso bald erneuert werden. Das geschieht alle zwei bis drei Tage – und das ist nur möglich, weil die Schleimhaut des Dünndarms aus Zellen besteht, die sich von allen im Körper am schnellsten teilen.

Während der Resorption wird der dünnflüssige Speisebrei im Dünndarm bewegt. Diese sogenannte Motilität ist ungemein wichtig für den Ablauf der Verdauung; im nächsten Abschnitt dieses Kapitels wird noch näher darauf eingegangen. Sie verläuft auf unterschiedliche Weise. Zum einen, indem die Ringmuskulatur den Darm in kurze Segmente einschnürt, und zum anderen, indem sich die Längsmuskulatur zu Pendelbewegungen zusammenzieht. Beide Veränderungen sorgen dafür, daß der Speisebrei mehr als zehnmal in jeder Minute rhythmisch hin- und herbewegt und dabei mit den Verdauungssäften gut durchmischt wird; das ist mit einem Stethoskop durch die Bauchwand hindurch als ein Plätschern zu hören. Drittens gibt es noch die Peristaltik als ein kräftiges, wellenförmig verlaufendes Zusammenziehen der Darmwand. Sie befördert den Speisebrei weiter, dem Dickdarm zu.

Dieser Teil vom Verdauungstrakt trägt seinen deutschen Namen zu Recht: Der Dickdarm ist mit einem Durchmesser von sechs bis acht Zentimetern etwa doppelt so dick wie der Dünndarm. Seine Länge von etwa 1,5 bis 2 Meter ist in drei Teile gegliedert:

1. In den Blinddarm (= Caecum), in den der Dünndarm mündet. Gleich an seinem Anfang bilden zwei Falten in der Schleimhaut eine Klappe; sie verhindert, daß der Speisebrei zurückfließt. Sein Anhängsel ist der berühmt-berüchtigte Wurmfortsatz, der eigentlich gemeint ist, wenn »Blinddarmentzündung« gesagt wird. Während der Blinddarm selbst sieben bis zehn Zentimeter kurz ist, kann sein wesentlich dünnerer Wurmfortsatz durchaus von den Angaben im Lehrbuch abweichen, die doppelte Länge erreichen und sich dann bis zur Leber hoch hinziehen.

2. In den Grimmdarm (= Colon), der den mehr als einen Meter langen Mittelteil bildet. Seine Aufgabe ist es, Verdauung und Resorption zu vollenden. Neben der – bereits beschriebenen – Tätigkeit der Bakterien der Darmflora gehört dazu vor allem die weitere Aufnahme von Mineralstoffen sowie die Rückgewinnung von Flüssigkeit; jeweils 0,5 Liter Speisebrei werden dort auf ein Volumen von nur 0,1 bis 0,2 Liter eingedickt.

3. In den Mastdarm, dem etwa 20 Zentimeter langen, letzten Abschnitt vom Verdauungstrakt. In ihm sammeln sich die unverdaulichen Überreste der Nahrungsmittel, auch abgestoßene Darm-

zellen sowie Gallenfarbstoffe und weitere Substanzen, die den Körper auf anderem Wege nicht verlassen können. Je mehr es werden, desto größer wird ihr Druck auf die Darmwand, bis schließlich Dehnungsrezeptoren ihn wahrnehmen und über ein Zentrum im Rückenmark den Stuhldrang auslösen. Wird diesem nachgegeben, verläuft alles weitere vollautomatisch als ein Reflex, mit dem der Mastdarm den Stuhl entleert. Und hierbei erweisen sich reichlich Ballaststoffe in der Ernährung als überaus nützlich: Sie füllen den Mastdarm rascher, lösen eher den Stuhldrang aus und führen regelmäßig zu Stuhlgang.

Nicht zu vergessen ist ein anderes Abfallprodukt der Verdauung, nämlich die Darmgase. Bei der Verwertung einer einzigen Mahlzeit durch Bakterien und Enzyme können bis zu 15 Liter Gase im Darm entstehen; das sind vor allem Wasserstoff, Methan und Kohlendioxid. Hinzu kommen noch täglich bis zu drei Liter Luft, die beim Essen und Trinken hinuntergeschluckt wird; manche Menschen, insbesondere sehr ängstliche, schlucken auch zwischendurch Luft, ohne daß es ihnen bewußt wird. Direkt durch den Darm, als »Winde«, verläßt nur ein kleiner Teil der Gase den Körper. Die weitaus größere Menge wird vom Blut aufgenommen, von diesem zu den Lungen geschafft und durch den Mund ausgeatmet.

Motilität: Nerven und Hormone steuern den Darm

Bewegung braucht auch der Darm. Sie ist eine unerläßliche Voraussetzung für einen gesunden Stoffwechsel. Denn die Schwerkraft allein genügt nicht, um den Speisebrei vom Magen bis zum Mastdarm zu transportieren. Die Kraft der Muskeln ist unbedingt erforderlich, um durch die – im vorigen Abschnitt bereits erklärten – ringförmigen Einschnürungen und Pendelbewegungen sowie durch die wellenförmigen Bewegungen der sogenannten Peristaltik die Verdauung der Mahlzeiten und die Resorption der Nährstoffe bestmöglich ablaufen zu lassen.

Motilität, auf deutsch: Bewegungsvermögen, wird diese Fähigkeit genannt. Ist sie normal, ist auch der Darm gesund. Ist sie gestört, sind Gesundheitsstörungen die Folge; eine gesteigerte Motilität kann zu Durchfall führen und verzögerte Motilität eine Verstopfung nach sich ziehen. Um die einzelnen Vorgänge des gesamten Ablaufes zu koordinieren, wird der Magen-Darm-Trakt von Nervenzellen und von Hormonen gesteuert.

Allein zu diesem Zweck verfügt er über 100 Millionen Nervenzellen, das sind vier- bis fünfmal mehr als im Rückenmark. Dieses »enterale Nervensystem« bildet ein feines Netz, das in der Wand von Dünn- und Dickdarm besonders ausgeprägt ist, jedoch auch Gallenblase und Bauchspeicheldrüse erfaßt. Seine Zentren sind zwei Geflechte in der Darmwand, der sogenannte Auerbachsche und der Meißnersche Plexus. Sie sorgen dafür, daß die Bewegungen des Darmes im richtigen Rhythmus verlaufen und auch dafür, daß die Säfte aus Gallenblase und Bauchspeicheldrüse im richtigen Moment fließen, wenn sie für die Verdauung benötigt werden.

Die Informationen für die Steuerung der Motilität werden durch sogenannte Neuropeptide sowohl mit dem Blut als auch direkt von einer Nervenzelle zur anderen weitergegeben. Bis heute sind mehr als dreißig verschiedene dieser speziellen Eiweißsubstanzen bekannt. Die meisten der Botenstoffe wirken im Darm; beispielsweise das »Vasoaktive intestinale Polypeptid« (abgekürzt: VIP), das die glatte Muskulatur der Darmwand erschlaffen läßt, während das »Motilin« die Motilität anregt. Mit anderen nimmt der Darm Einfluß auf andere Organe; so hemmt das von ihm ausgesandte »Enterogastron« den sogenannten Pförtner des Magens und sorgt dafür, daß eine fettreiche Mahlzeit länger im Magen verweilt, nicht zu rasch in den Darm gelangt und diesen nicht überbelastet. Die neueste Erkenntnis in diesem Zusammenhang ist die, daß ein spezielles Darmhormon – das »Glukagonähnliche Peptid 1« – sowohl die Produktion als auch die Freisetzung von Insulin aus der Bauchspeicheldrüse bedeutend vermehren kann; möglicherweise läßt es sich deshalb später einmal zur Behandlung von Diabetes gebrauchen.

Andere dieser Neuropeptide sind sowohl im Nervensystem des Darmes als auch im Zentralen Nervensystem des Gehirns nachgewiesen worden, zum Beispiel das Cholecystokinin (abgekürzt: CCK). Es wird im Dünndarm abgesondert, sobald Speisenbrei aus dem Magen dort hineingelangt; CCK veranlaßt die Gallenblase dazu, ihre Flüssigkeit zur Fettverdauung auszustoßen und befiehlt der Bauchspeicheldrüse, ihr Sekret mit den verschiedenen Enzymen freizusetzen. Im Gehirn wirkt dasselbe Cholecystokinin als ein Appetithemmer, höchstwahrscheinlich direkt auf das Hunger- und Sättigungszentrum dort. Darin liegt eine große Chance, dieses Neuropeptid als ganz natürliche Eßbremse bei der Behandlung von Fettsucht zu nutzen. Erste Tests lassen hoffen: CCK steigerte das Sättigungsgefühl derart, daß die Versuchspersonen sehr viel weniger Kalorien zu sich nahmen und dennoch nicht das Gefühl hatten, hungern zu müssen. Einen großen Nachteil hat diese Therapie allerdings noch: Das Cholecystokinin muß mit Infusionen in die Venen geleitet werden; durch den Mund aufgenommen, würde es als Eiweiß bereits im Magen zerstört werden und somit unwirksam sein.

Obere Instanz für die Steuerung des Darmtraktes ist das Vegetative Nervensystem. Es regelt quasi vollautomatisch alle Funktionen, die den Menschen am Leben erhalten, wie Atmung und Kreislauf sowie den gesamten Stoffwechsel. Zwei Gegenspieler sind hier am Werke: Zum einen der Sympathikus-Nerv, der vor allem Aktivitäten und Aktionen nach außen fördert; er versetzt den Menschen in die Lage, Leistung zu vollbringen (etwa beim Kampf oder bei der Flucht), während der Darm derweilen von ihm gehemmt wird. Zum anderen – und für den Darm bestimmend – der Parasympathikus-Nerv, der für Aufbau und Wiederherstellung des Körpers zuständig ist und deshalb Verdauung, Resorption und Stoffwechsel anregt. Werden jedoch seine Nervenwurzeln beim Austritt aus dem Rückenmark durch Veränderungen der Wirbelsäule irritiert, also gereizt, können dadurch Funktionen des Darmes beeinträchtigt werden; ein Bandscheibenschaden kann deshalb sogar die eigentliche Ursache einer Verstopfung sein.

Das enterale Nervensystem funktioniert bei der Verdauung weitgehend selbständig; die Aufnahme der Nahrung und die Ausscheidung ihrer Überreste lassen sich, bis zu einem gewissen Grad, vom Willen kontrollieren. Einwirkungen über das Zentrale Nervensystem auf die Motilität des Darmes sind durchaus möglich, wie Versuche mit Streßsituationen bis ins einzelne bewiesen haben. Der Dünndarm reagierte bei Lärm und bei Examensarbeiten stets auf die gleiche Weise, indem er seine Bewegungen bis um die Hälfte verringerte; der Speisebrei blieb deshalb viel längere Zeit in ihm liegen, was bei einigen Versuchspersonen zu Bauchschmerzen führte. Der Dickdarm zeigte eine gegensätzliche Reaktion. Er wurde durch Streß vor Prüfungen und Wettkämpfen zu größerer Motilität angeregt; womit erklärt wäre, weshalb bei besonders empfindsamen Menschen infolge Lampenfiebers, aber auch bei Aufregung und Angst ein derart starker Stuhldrang einsetzen kann, daß dieser buchstäblich »in die Hose geht«. Psychische Störungen sind es auch, die – auf sehr ähnliche Weise – zur häufigsten Ursache von Reizdarm (= Colon irritabile) werden, der durch krampfartige Veränderungen der Peristaltik heftige Schmerzen auslösen kann. Das ist wohlgemerkt keine organische Erkrankung, sondern vielmehr eine funktionelle Störung, mit der empfindsame Menschen auf besondere Belastungen reagieren. Weil etwa jeder fünfte Patient beim praktischen Arzt über diese Beschwerden klagt, werden wir in Kapitel 5 ausführlich darauf eingehen.

Solch ein Reizdarm ist zu unterscheiden von anderen psychosomatischen Erkrankungen des Darmes, zu denen Geschwüre im Zwölffingerdarm ebenso gehören können wie chronische Darmentzündungen. In diesen Fällen sind es schwerwiegende seelische Störungen wie Neurosen, welche die körperlichen Symptome auslösen oder begünstigen. Je intensiver Ärzte und Psychologen sich damit befassen, desto mehr überraschende Zusammenhänge dieser Art erkennen sie. So sollen Menschen mit Beschwerden im Oberbauch wie Zwölffingerdarmgeschwüre oftmals große Abhängigkeitsprobleme haben; bei ihnen bricht eine Erkrankung vor allem dann aus, wenn ihnen etwas vorenthalten wird, dessen sie sich sicher glaubten. Menschen mit Unterbauchbeschwerden, etwa mit hartnäckiger Verstopfung, sind häufig stark kontrollierte Persönlichkeiten; sie glauben, mit allen ihren Problemen ganz allein fertig zu werden, und erkranken, wenn ihnen das nicht gelingt.

KAPITEL 2

Was den Darm gesund erhält – unsere Darmschule

Eines hat der Darm des Menschen gemeinsam mit vielen anderen Organen: Je weniger er beansprucht und je weniger pfleglich er behandelt wird, desto mehr verschlechtern sich seine Funktionen, desto eher kommt es zu Störungen und zu Erkrankungen. Ebenso gilt andererseits auch für den Darm, daß Vorbeugung die beste Medizin ist. Diesen Grundsatz haben wir Ärzte am Schwarzwald Sanatorium Obertal in eine »Darmschule« umgesetzt. Deren einzelne Punkte ergeben in ihrer Gesamtheit die bestmögliche Gelegenheit, den Darm gesund zu erhalten – und darüber den ganzen Menschen. Wir empfehlen diese Darmschule allen unseren Patienten; denn was gut ist für den Darm, das nutzt auch anderen Organen wie dem Herzen und der Leber sowie dem Immunsystem.

Die richtige Ernährung: Mehr Unverdauliches essen, reichlich Wasser trinken

Wer seinen Darm gesund erhalten will, der sollte ihm mehr unverdauliche Faserstoffe zuführen. Mindestens 30 Gramm davon pro Tag empfiehlt die Deutsche Gesellschaft für Ernährung; tatsächlich aufgenommen werden vom statistischen Durchschnitts-Mann nur 21,4 Gramm und von seiner Frau noch weniger, nämlich ganze 18,4 Gramm.

Schuld daran ist eine einseitige Ernährung mit tierischen Lebensmitteln, bei der allzuoft die Fleischportion größer ist als die Kartoffelbeilage und der Wurstbelag viel zu dick im Vergleich zur Brotschnitte. Denn Faserstoffe werden dem Darm nur mit pflanzlichen Lebensmitteln zugeführt. Sie bilden das Gerüst aus Stütz- und Füllgewebe, das Pflanzen den Halt und die Form gibt. Weil diese Faserstoffe von den Enzymen im Dünndarm nicht so abgebaut werden, daß sie als Nährstoffe zu gebrauchen sind, wurden sie einst für überflüssig gehalten, und deshalb Ballaststoffe genannt. Diese Ansicht und dieser Name sind grundlegend falsch, wie man heute weiß. Unverdauliche Faserstoffe sind unverzichtbar für eine geregelte Verdauung, für die Funktion des Darmes und darüber hinaus für die Gesundheit des Menschen:

- Faserstoffe binden viel Wasser an sich, quellen auf und vergrößern dadurch das Volumen des Darminhalts. Infolgedessen wird ein Reiz auf die Darmwände ausgeübt, der zu vermehrter Absonderung von Verdauungsenzymen sowie zu verstärkten Darmbewegungen (= Peristaltik) führt. Das fördert den raschen Weitertransport vom Speisebrei, wirkt Darmträgheit und Verstopfung entgegen.
- Sie sind selbst lebensnotwendige Nährstoffe für die nützlichen Bakterien im Dickdarm, fördern deren Wachstum und somit den Bestand einer gesunden Darmflora.
- Sie werden zu einem gewissen Teil von den Bakterien im Dickdarm abgebaut. Dabei entstehen kurzkettige Fettsäuren, die wiederum für den Stoffwechsel der Schleimhautzellen benötigt werden; zudem können sie das Entstehen von Polypen und auch von Krebs im Darm verhindern.
- Sie binden schädliche Substanzen aus den Nahrungsmitteln und vom Stoffwechsel an sich. Dadurch werden, unter anderem, krebserzeugende Substanzen entfernt, ehe sie Schaden anrichten.
- Sie entziehen dem Körper Gallensäuren, die deshalb von der Leber aus Cholesterin neu gebildet werden müssen. Auf diese Weise senken sie sogar erhöhte Blutfettwerte.

Unverdauliche Faserstoffe sind also aus vielen Gründen nützlich für den Darm und gut für die Gesundheit. Die besten Quellen dafür sind Getreideprodukte. Drei Scheiben Vollkornbrot beispielsweise enthalten etwa 15 Gramm dieser Ballaststoffe und decken somit die Hälfte des täglichen Bedarfs. Hier eine Liste von pflanzlichen Lebensmitteln, die reichlich unverdauliche Faserstoffe enthalten (deren Reihenfolge richtet sich nach dem Gehalt daran), und die deshalb im Rahmen einer gemischten, vollwertigen Kost für eine gesunde Darmfunktion zu empfehlen sind:

▷ **Getreideprodukte und Backwaren:** Knäckebrot, Weizen-flocken, Roggenvollkornbrot, Gerstengraupen, Mehrkornbrot, Roggenbrot, Weizengrieß, Haferflocken, Roggenmischbrot, Voll-kornnudeln.

▷ **Gemüse und Salat:** Knollensellerie, Rettich, Broccoli, Rotkohl, Rosenkohl, Wirsingkohl, Blattspinat, Blumenkohl, Endiviensalat, Feldsalat, Kohlrabi.

▷ **Obst:** Trockenobst aus Feigen, Pflaumen, Datteln, Aprikosen sowie Himbeeren, Johannisbeeren, Brombeeren, Birnen, Hei-delbeeren, Avocado, Kiwi, Äpfel, Ananas, Pflaumen, Pfirsich.

▷ **Hülsenfrüchte:** Weiße Bohnen, grüne Erbsen, gelbe Erbsen, Linsen.

▷ **Nüsse:** Mandeln, Haselnüsse, Paranüsse, Erdnüsse.

Mit Abstand am meisten Ballaststoffe enthält die Weizenkleie, näm-lich 42 Gramm in jeweils 100 Gramm. Sie ist deshalb zwar beson-ders wirksam zur Förderung der Verdauung, aber auch mit Vorsicht anzuwenden: Zur Weizenkleie muß reichlich Flüssigkeit getrunken werden, damit sie richtig aufquellen kann und nicht etwa im Darm verklumpt, diesen schlimmstenfalls sogar verschließt.

Eine gemischte, vollwertige Kost mit einem höheren Anteil an den eben genannten pflanzlichen Lebensmitteln ist ohnehin besser geeignet zur Vorbeugung. Sie führt dem Organismus mehr Vit-amine und Mineralstoffe zu, während reichlich Weizenkleie deren Aufnahme sogar verringern kann. Von diesen Nährstoffen sind Vitamin D und Calcium offensichtlich besonders wichtig für einen gesunden Darm. Sie senken das Risiko, an Krebs des Dickdarms zu erkranken, bis um zwei Drittel, wie Untersuchungen in den USA ergeben haben. Während der Bedarf an 400 Einheiten Vitamin D pro Tag durch Einwirkung von Sonnenlicht auf die Haut relativ leicht gedeckt werden kann, ist die Zufuhr von täglich 1200 Milli-gramm Calcium durch die übliche Ernährung nicht gesichert. Wir empfehlen deshalb eine Nahrungsergänzung mit dem Präparat Minerell®. Es gehört zu der von uns im Schwarzwald Sanatorium

Obertal entwickelten Vital-Plus-Therapie, die Erkrankungen vieler Art gezielt mit Nährstoffen vorbeugt und behandelt; es ist – als ein Mittel zur Nahrungsergänzung – auch rezeptfrei in den Apotheken erhältlich.

Zu Beginn der Umstellung auf eine Ernährung mit mehr unverdaulichen Faserstoffen kann es allerdings zu unangenehmen Begleiterscheinungen kommen, vor allem zu Völlegefühl und zu Blähungen, weil nun bei deren Verdauung im Dickdarm mehr Gase entstehen. Diese Störungen vergehen in fast allen Fällen nach einiger Zeit von selbst. Sie können zudem vermindert werden, indem die Umstellung nicht abrupt, sondern allmählich erfolgt und indem die Nahrungsmittel besonders gründlich gekaut, dadurch besser zerkleinert werden.

Nach dem Essen noch ein Wort zum Trinken. Der Körper eines erwachsenen Menschen benötigt bei normalen Bedingungen etwa 3 Liter Flüssigkeit pro Tag; mehr jedoch, falls er mit reichlich Ballaststoffen versorgt wird. Etwa die Hälfte dessen nimmt er mit Lebensmitteln zu sich, die anderen 1½ bis 2 Liter müssen ihm mit Getränken zugeführt werden. Erhält er nicht genügend Flüssigkeit, entzieht der Darm dem Nahrungsbrei mehr Wasser; das läßt den Stuhlgang hart werden und führt letztendlich zu einer Verstopfung.

Für die Vorbeugung am besten wäre es, regelmäßig jede Stunde ein Glas Wasser oder Mineralwasser oder ungesüßten Kräutertee zu trinken. Das bedeutet auch: mehr Flüssigkeit zwischen den Mahlzeiten und nicht zuviel zum Essen, weil dadurch die Verdauungssäfte verdünnt werden.

Gut geeignet zur Förderung der Verdauung ist der Kaffee am Morgen. Er regt nämlich nicht nur Herz und Kreislauf, sondern bei vielen Menschen auch die Darmbewegungen an, indem er sehr wahrscheinlich über gastrointestinale Hormone einen Reflex auslöst. Warum jedoch der Darm der Frauen im allgemeinen empfindlicher darauf reagiert als der der Männer, ist bis heute nicht geklärt.

Um den Darm gesund zu erhalten, kommt es aber nicht nur darauf an, *was* man ißt, sondern auch, *wie* man ißt. Dafür einige gute Ratschläge:

▷ Möglichst entspannt an den Tisch setzen und in aller Ruhe essen; Streß und Hektik schlagen buchstäblich auf Magen und Darm und stören die Verdauung.

▷ Die Mahlzeiten appetitlich anrichten; auch »das Auge ißt mit«, und wenn einem »das Wasser im Munde zusammenläuft«, wird mehr Speichel für die Verdauung bereitgestellt.

▷ Jeden Bissen gründlich kauen, derweilen in Gedanken ruhig bis 15 zählen, ihn dann erst hinunterschlucken und den nächsten in den Mund nehmen. Wer das kosequent tut, der sorgt nicht nur dafür, daß die Lebensmittel von Magen und Darm bestmöglich verdaut werden können, sondern hält auch seine Zähne gesund und kommt mit weniger Nahrung aus: Intensives Kauen macht eher satt; es hilft auf natürliche Weise, schlank zu bleiben beziehungsweise Übergewicht loszuwerden.

▷ Nicht zu heiß, nicht zu kalt und vor allem nicht zu viel essen; also Messer und Gabel weglegen, sobald man sich gesättigt fühlt. Wer nach dem Essen müde ist, der hat zu viel verzehrt und der belastet übermäßig seine Verdauungsorgane. Die nächste Mahlzeit erst dann verzehren, wenn man wirklich wieder Hunger hat, und nicht bereits dann, wenn man nur Appetit verspürt.

▷ Bei den Mahlzeiten den Biorhythmus der Verdauungsorgane berücksichtigen. Das Sprichwort »Morgens wie ein König, mittags wie ein Bürger, abends wie ein Bettelmann« entspricht genau deren Fähigkeiten im Tageslauf. Weil morgens die Aktivitäten von Magen und Darm am größten sind, darf das Frühstück durchaus reichhaltig sein. Abends genügt ein kleiner Imbiß, weil auch die Verdauungsorgane bei Nacht ruhen, so daß eine späte, reichliche Mahlzeit schwer im Magen liegen bleiben und den gesamten Organismus belasten würde.

Die richtige Atmung: Mehr Bewegung für den Darm

Eine aufrechte Haltung sowohl im Sitzen als auch im Stehen ist nicht nur die Voraussetzung für eine optimale Atmung. Die Bewegungen des Zwerchfells dabei wirken wie eine natürliche Massage auf den Darm; infolgedessen werden Verdauung und Stoffwechsel gefördert.

Die Atmung erfolgt in der Regel ganz von selbst, ohne jedes Zutun des Menschen. Sie läßt sich ohnehin nur bis zu einem gewissen Grad willkürlich beeinflussen; so wird es niemandem gelingen, so lange die Luft anzuhalten, bis er erstickt ist, weil nach einer gewissen Zeit der Zwang zum Atemholen unwiderstehlich stark wird.

Ruht der Mensch, erfolgt der Luftaustausch zum größten Teil durch die Zwerchfellatmung, auch Bauchatmung genannt. Das Einatmen geschieht aktiv. Durch Anspannung des Zwerchfells flachen sich dessen Kuppen nach unten ab; die Lungen folgen dieser Bewegung und füllen sich mit Luft. Währenddessen drückt das Zwerchfell gegen die Eingeweide und massiert diese gewissermaßen. Unterstützt wird die Bauchatmung durch die Brustatmung. Hierbei werden die Rippen durch die Zwischenrippenmuskeln gehoben, und der Brustkorb wird erweitert; die Lungen machen auch diese Erweiterung mit und dehnen sich aus, so daß zusätzliche Luft in sie einströmt.

Benötigt der Mensch bei Anstrengung mehr Luft, wird die Atmung durch die Atemhilfsmuskulatur, insbesondere durch die im Bereich von Schulter und Hals, unterstützt sowie durch eine Streckung des Rumpfes durch die Rückenmuskulatur. Das verstärkt noch die Massagewirkung auf den Darm.

Im Gegensatz zum aktiven Geschehen bei der Einatmung erfolgt die Ausatmung überwiegend passiv, bedingt durch die Wirkung der Schwerkraft. Das Zwerchfell und die Zwischenrippenmuskeln erschlaffen, die Lungen ziehen sich aufgrund ihrer Elastizität zusammen, und die Luft wird ausgeatmet. Dieser Vorgang kann durch Rumpfbeugen und Senken der Arme, vor allem durch Anspannen der Bauchmuskulatur unterstützt werden; das hat eine zusätzliche positive Wirkung auf den Darm.

Diese nützliche Nebenwirkung der Atmung fehlt zum großen Teil, falls eine falsche Körperhaltung eingenommen wird. Richtig atmen, um die Arbeit des Darmes zu unterstützen, ist nicht einfach; allzu häufig werden Fehler gerade dann gemacht, wenn man bewußt »sehr gut atmen« will. Die Technik der willkürlichen Beeinflussung der Atmung sollte deshalb unter Anleitung erlernt werden. Hier jedoch ein kleiner Tip zur Selbstkontrolle: Beim richtigen Einatmen müssen sich Brustkorb und Bauchraum rundherum ausdehnen; beim Ausatmen sinkt der gesamte Leib wieder ein; das ist zu kontrollieren, indem man beide Hände seitlich oberhalb der Taille anlegt und mit ihnen die Bewegungen wahrnimmt. Das Wissen um diese Zusammenhänge läßt sich allerdings auch mit einer »Intensivatmung« nutzen. Sie ist mindestens zwei- bis dreimal täglich auszuführen, zweckmäßigerweise jeweils nach den Mahlzeiten. Und zwar so: Zuerst durch die Nase ausatmen und dabei den Bauch etwas einziehen; dann einen kurzen Augenblick abwarten, bis der Körper von selbst nach Luft verlangt; nun den Atem kommen lassen, nicht zwanghaft einatmen, eher sachte durch die Nase und dabei Bauch und Brust sich ausdehnen lassen; die Luft nicht anhalten, sondern mit dem Ausatmen gleich den nächsten Ablauf beginnen; diese Intensivatmung mehrmals hintereinander wiederholen.

Wer Atemübungen regelmäßig ausführt, der unterstützt damit nicht nur die Funktionen des Darmes; der wird sich auch jedesmal hinterher geistig frisch und körperlich fit fühlen, weil er seinem gesamten Organismus soviel belebenden Sauerstoff wie nur möglich zugeführt hat. Bei Erkrankungen mit Einschränkungen der Atemfunktion sind spezielle Formen der Atemtherapie erforderlich, die der Anleitung durch einen Therapeuten bedürfen. Auch sie werden bei uns im Schwarzwald Sanatorium Obertal mit gutem Erfolg angewendet.

Die Atembewegungen des Zwerchfells und ihre Auswirkungen im Bauchraum werden durch körperliche Aktivitäten noch verstärkt (soweit das die Gelenke zulassen). Treppensteigen statt Fahrstuhlfahren ist bereits ein Mittel zu diesem Zweck; Gymnastik und Seilspringen wirken noch besser, und vom regelmäßigen Jogging oder Radfahren ist sogar eine gesunderhaltende Wirkung auf den Darm wissenschaftlich exakt bewiesen. Wer täglich eine Stunde lang trainiert, der hat nicht nur regelmäßig Stuhlgang, der erkrankt auch eindeutig seltener an Darmkrebs – höchstwahrscheinlich deshalb, weil der Nahrungsbrei schneller durch den Darm bewegt wird und deshalb Schadstoffe weniger lange auf dessen Schleimhaut einwirken.

Die richtige Entspannung:
Auch der Darm erholt sich

Wie eng Körper und Psyche zusammenhängen, verspüren die meisten Menschen an ihrem Darm. Übermäßiger Streß und ungelöste Konflikte begünstigen eine Verstopfung, Angst und Aufregung führen eher zu einem Durchfall – wie es im vorigen Kapitel erklärt worden ist. Kann die Psyche solch eine Belastung nicht bewältigen und dauert diese an, können körperliche Beschwerden auftreten; Geschwüre im Magen und Zwölffingerdarm sowie der Reizdarm sind geradezu klassische Beispiele für psychosomatische Erkrankungen (mehr darüber in Kapitel 4).

Glücklicherweise ist Vorbeugung dagegen möglich. Regelmäßige Entspannung vermag nicht nur das Nervensystem zu beruhigen, sondern über diesen Weg auch die Verdauungsorgane gesund zu erhalten. Um das bestmöglich zu erreichen, empfehlen wir im Rahmen unserer Darmschule vor allem das Autogene Training, jedoch auch einfache Atemübungen sowie allgemeine Maßnahmen gegen übermäßigen Streß.

Das Autogene Training ist eine Art von Selbstsuggestion. Mit seiner Hilfe kann man sich so tief entspannen und dabei auch so gut erholen wie mit kaum einer anderen vergleichbaren Methode. Es beruht auf der Erfahrungstatsache, daß mit konzentriertem Vorstellungsvermögen bestimmte Funktionen des Körpers zu beeinflussen sind, die gewöhnlich der Willenskraft des Menschen entzogen sind, und daß darüber ein gesunder Ausgleich im Sinne einer Eutonisierung, also einer positiven Spannung, sowohl im psychischen als auch im körperlichen Bereich möglich ist.

Wer sich beispielsweise bei Streß in die sogenannte Droschkenkutscherhaltung begibt (Oberkörper vorgebeugt, Unterarme auf die Oberschenkel gestützt, Hände locker herunterhängend) und bestimmte formelhafte Vorsätze ganz bewußt langsam vor sich hinsagt (etwa »Ich bin ganz ruhig und gelassen«), der wird sehr rasch eine tiefe Entspannung und eine wohltuende innere Entkrampfung verspüren.

Der Begriff Autogenes Training bedeutet »Selbst-Übung«. Aber das sollte man erst dann wörtlich nehmen, wenn man diese Methode unter fachkundiger Anleitung erlernt hat; Möglichkeiten dazu bieten Volkshochschulen, Privatinstitute, manche Arzt- und Psychologenpraxen und auch wir im Schwarzwald Sanatorium Obertal; zusätzlich bieten wir unseren Patienten eine Tonbandkassette als »Anleitung zur bewußten Selbstentspannung« an. Diese Kassdette enthält die wichtigsten Grundlagen für praktische Entspannung, wie wir sie als Gruppenübung im Rahmen einer biologischen Ganzheitsbehandlung durchführen. Innerhalb von drei Wochen mit sechs Übungsstunden gelingt es unseren Patienten, sich immer mehr innerlich zu lösen, zu versenken und so für den gesamten Organismus eine von innen kommende Umschaltung zu erreichen; das führt zu einer Normalisierung der Funktion einzelner Organe – auch des Darmes.

In diesem Zusammenhang sei noch einmal nachdrücklich darauf hingewiesen, daß jeder Patient den Anleitungen Folge zu leisten hat. Denn das Autogene Training ist derart wirkungsvoll, daß es bei nicht sachgemäßer Anwendung sogar zu unerwünschten Wirkungen führen kann. Weil wir darauf achten, haben wir in unserer mehr als zwanzigjährigen Praxis noch keinerlei Komplikationen dabei erlebt.

Einfache Atemübungen sind bei weitem nicht so wirksam wie das Autogene Training, jedoch von jedermann/frau immer und überall leicht zu nutzen. Als Mittel zur Entspannung bewährt hat sich das »Atmen nach der Sechser-Regel«, die bereits im alten China genutzt worden ist: Sechs Sekunden lang die Luft gleichmäßig durch die Nase einziehen; sechs Sekunden lang die Luft anhalten; sechs Sekunden lang die Luft allmählich durch den offenen Mund entweichen lassen (und währenddessen in Gedanken jeweils langsam bis 6 mitzählen). Wer diese Atemübung mehrfach wiederholt, der wird bald deutlich spüren, wie seine Nerven sich beruhigen und wie sein Körper sich entspannt.

Vertiefen läßt sich die beruhigende Wirkung noch, indem man diese Atemübung mit einer einfachen geistigen Vorstellung kombiniert. Beim Vorstellen konzentriert man seine Gedanken auf das Organ, das vor allem entspannt werden soll, beispielsweise auf den Bauchraum. Beim Einatmen stellt man sich nun vor, daß mit der Luft auch neue Energie in diesen Bereich strömt, und beim Ausatmen, daß mit der Luft zu große Spannung von dort entweicht.

Allgemeine Maßnahmen können Streß sicher nicht gänzlich verhindern, ihn jedoch erträglicher machen und somit einer allzu großen inneren Spannung und psychischen Belastung vorbeugen – was zweifelsohne auch dem Darm und seinen Funktionen gut tut. Am Arbeitsplatz ist das viel leichter zu erreichen, indem man konsequent einige Faustregeln befolgt:

▷ Schwierige Aufgaben als erste erledigen; am Vormittag sind bei den meisten Menschen Körper und Geist ohnehin in Hochform.
▷ Sich auf eine Sache konzentrieren und diese abschließen; möglichst keine Arbeit unerledigt liegenlassen.

▷ Mittags unbedingt eine längere Pause einlegen; ideal ist ein kurzer Schlaf, weil das sprichtwörtliche »Nur ein Viertelstündchen« tatsächlich den Rest vom Streß am Arbeitstag leichter ertragen läßt.

▷ Abends wirklich Freizeit machen; nicht nur passiv vor dem Fernsehgerät sitzen, sondern ein Hobby pflegen, Sport treiben oder zumindest einen Spaziergang machen, Freunde besuchen.

Die richtige Selbsthilfe: Erleichterung für den Darm

Als Regel gilt zwar unabänderlich: Alle Gesundheitsstörungen und Erkrankungen – selbstverständlich auch die der Verdauungsorgane – müssen vom Arzt untersucht und gegebenenfalls von ihm behandelt werden. Aber selbst davon sind Ausnahmen möglich: Leichtere, kurzzeitige Beschwerden vom Darm her können von den Betroffenen selbst kuriert werden – vorausgesetzt, der Arzt ist zuvor befragt worden und hat nichts dagegen einzuwenden. Für diese Fälle ist unsere Darmschule ebenfalls hilfreich, indem sie über ausgewählte Methoden zur Selbsthilfe unterrichtet: über eine Streichmassage, über den Einlauf, über warme Bauchwickel.

Die **Streichmassage** ist eine milde Form dieser Art von Therapie, jedoch gut geeignet, um die Durchblutung des Bauchraumes und die Bewegung des Darmes anzuregen. Sie wird liegend ausgeführt, zweckmäßigerweise morgens oder/und abends im Bett. Man liegt entspannt auf dem Rücken, hat die Beine leicht angewinkelt, streicht mit der flachen Hand (die möglichst warm sein sollte) weich und langsam über den entblößten Bauch. Die Bewegungen der Hand verlaufen kreisförmig im Uhrzeigersinn. Zuerst führen sie weit außen herum, wobei die Knochen des Brustkorbs und des Beckens zu spüren sind; allmählich werden die Kreise immer enger, bis sie den Nabel erreichen; von nun an erweitern sie sich wieder, kehren zurück zum großen Bogen außen herum um den ganzen Bauch – und von dort beginnen die Kreise aufs neue.

Dieser Ablauf wird mehrmals hintereinander wiederholt, mindestens fünfmal, und mit einer anderen Streichung beendet: die flache Hand auf die Magengrube legen und sie von oben nach unten über den Bauch führen.

Der **Einlauf** ist eine der ältesten und noch immer wirksamsten Methoden zur Selbsthilfe, insbesondere bei Verstopfung und bei Durchfall. Durch die gründliche Entleerung des Dickdarms verhilft er zu einer Entgiftung des Körpers und zu einer Anregung der Verdauungstätigkeit. Allzuoft sollte der Einlauf allerdings nicht angewendet werden, weil das die Darmflora schädigen und die Darmschleimhaut reizen könnte.

Für einen Einlauf benötigt man ein spezielles Behältnis, das »Irrigator« genannt wird und in Apotheken zu haben ist, sowie 1 Liter handwarmes Wasser oder Kamillentee und etwas Vaseline zum Einfetten des Einlaufrohres. Für die Anwendung wird der Irrigator mit der Flüssigkeit gefüllt und oberhalb vom Körper plaziert; das Einlaufrohr wird eingefettet und – in Seitenlage des Menschen – in den After eingeführt; der kleine Hahn für den Schlauch wird geöffnet, damit die Flüssigkeit langsam in den Darm einlaufen kann; währenddessen ruhig und gleichmäßig atmen. Und noch ein Rat für hinterher: Die Flüssigkeit möglichst lange im Darm halten; erst dann zur Toilette gehen, wenn der Druck nicht länger zu ertragen ist.

Der **warme Bauchwickel** erreicht über eine Änderung der örtlichen Durchblutung der Haut eine verbesserte Durchblutung der inneren Organe. Infolgedessen wird der Darm mit mehr Sauerstoff versorgt, von den Schlacken entlastet und zudem in seinen Bewegungen angeregt. Das fördert ganz allgemein die Verdauung und zeitigt die größte Wirkung, wenn der warme Bauchwickel etwa eine Stunde vor einer größeren Mahlzeit angewendet wird.

Praktiziert wird diese Selbsthilfe für den Darm am einfachsten nach dem alten Hausrezept: Eine Wärmflasche aus Gummi mit heißem

Wasser füllen, jedoch nicht allzu prall. Ein Handtuch aus Baumwolle in der Mitte in kaltes Wasser tauchen und gut auswringen. Diese nasse Stelle auf den Bauch legen, darauf die Wärmflasche und darüber die trockenen Enden vom Handtuch zusammenschlagen. Ruhig liegen bleiben damit, bis der heiße Bauchwickel abgekühlt ist.

So weit, so gut. Dennoch hat Selbsthilfe ihre Grenzen. Wir betonen deshalb an dieser Stelle, daß unbedingt der Arzt aufgesucht werden muß, falls trotz aller eigenen Bemühungen die Beschwerden sich nicht bessern oder sogar noch schlimmer werden, falls neue Symptome auftreten, falls Zweifel und Unsicherheiten über den Verlauf der Störung beziehungsweise Erkrankung aufkommen.

Das richtige Verhalten: Den Darm erziehen und kontrollieren

Ob der Darm so gut funktioniert, wie man es wünscht, ist auch eine Sache seiner Erziehung. Das mag verblüffend erscheinen, es ist medizinisch jedoch längst anerkannt: Indem mit einer sogenannten Konditionierung ein bedingter Reflex herbeigeführt wird, lernt der Darm, das zu tun, was man von ihm erwartet. Um dieses Lernziel zu erreichen, gehören zu unserer Darmschule drei gute Ratschläge, die ebenso simpel in der Ausführung wie hochwirksam in ihrer Auswirkung sind:

1. Tagtäglich zur selben Stunde zur Toilette gehen, und zwar möglichst pünktlich. Selbst wenn man anfänglich nicht »muß«, gewöhnt sich der Darm in erstaunlich kurzer Zeit daran und funktioniert bald wie gewünscht.
2. Sich für diese Verrichtung ausreichend Zeit nehmen und viel Ruhe dabei gönnen. Das fördert die Tätigkeit des Darmes, während Hektik und Eile sie nachhaltig stören; am volkstümlichen Begriff vom »stillen Örtchen« ist Wahres dran.

3. Die beste Gelegenheit dafür ist zu Hause nach dem Frühstück. Später bei der Arbeit könnte es passieren, daß der Stuhldrang unterdrückt werden muß, weil er gerade unpassend ist; geschieht das häufiger, reagiert der Darm sehr empfindlich darauf, sogar mit Verstopfung.

Ob der Darm gesund bleibt beziehungsweise wieder gesund wird, hängt auch davon ab, ob sein Zustand regelmäßig kontrolliert wird. Wir empfehlen daher jedem Menschen im Alter ab 45 Jahren, die Vorsorgeuntersuchung zur Früherkennung von Darmkrebs wahrzunehmen, auf die er einmal jährlich Anspruch hat.
Grundlegende Maßnahme ist ein »Test auf okkultes Blut im Stuhl«, wobei »okkult« in diesem Zusammenhang soviel bedeutet wie »nicht sichtbar«. Diese Veränderung kann das erste Anzeichen überhaupt für eine bösartige Geschwulst im Dickdarm sein (ausführlichere Informationen darüber in Kapitel 4). Um sie zu erfassen, werden drei Proben aus dem Stuhlgang auf okkultes Blut hin untersucht. Die übliche Methode dafür ist nicht gänzlich frei von möglichen Fehlern, weil bestimmte Bestandteile aus Nahrungsmitteln deren Ergebnis verfälschen können. Wir wenden deshalb einen moderneren, verläßlicheren Test an, mit dem wirklich nur rote Blutkörperchen im Darminhalt nachgewiesen werden. Ist er »positiv«, ist das Anlaß zu einer weiteren, genaueren Untersuchung.
Die Diagnose sollte mit Hilfe einer Darmspiegelung gestellt werden, die einen Einblick in den Dickdarm erlaubt. Ein »Koloskop« macht das möglich. An seiner Spitze trägt es ein hochwertiges Objektiv samt einer Lichtquelle; die von ihm aufgenommenen Bilder werden durch eine zentimeterdünne, biegsame Leitung aus Glasfasern ans Ende weitergeleitet; dort sitzt das Okular, durch das der untersuchende Arzt das Innere des Darmes genau betrachten kann – falls nötig, den Dickdarm über seine gesamte Länge. Entdeckt er dabei verdächtige Stellen, kann er mit winzigen Zusatzinstrumenten sogleich Proben vom Gewebe für eine Untersuchung im Labor entnehmen.

Das richtige Verhalten, an diesen Vorsorgeuntersuchungen zur Früherkennung teilzunehmen, kann das Leben retten. Wird nämlich Darmkrebs bereits im Anfangsstadium entdeckt, kann er so gut behandelt werden, daß bis zu 90 Prozent der Patienten ihn überleben. Hat der Tumor sich bereits weiter ausgebreitet, sinkt diese Zahl auf ganze 5 Prozent.

KAPITEL 3

Was den Darm gesund macht – unsere Sechs-Phasen-Therapie

Erklärtes Ziel der Naturheilkunde ist »die Steigerung der dem Menschen innewohnenden Selbstheilungskräfte«. Das trifft voll und ganz auf unsere Sechs-Phasen-Therapie bei Erkrankungen des Darmes selbst sowie bei über den Darm mitverursachten Erkrankungen anderer Organe zu. Sie beruht auf unseren klinischen Erfahrungen am Schwarzwald Sanatorium Obertal, ist also eine Besonderheit unserer anerkannten Privatklinik für innere Medizin und Naturheilverfahren.

Alle Maßnahmen der Sechs-Phasen-Therapie haben einen gemeinsamen Nenner: Sie stärken die körpereigenen Kräfte zur Wiederherstellung gesunder Zustände und Funktionen. Dabei wird der Patient stets in seiner körperlich-seelischen Gesamtheit betrachtet, und darüber hinaus wird er zur Vorsorge durch eine gesunde Lebensweise angeleitet.

Grundlegendes Wissen über die Sechs-Phasen-Therapie soll dieses Kapitel vermitteln; wie sie jeweils gegen die verschiedenen Erkrankungen angewendet wird, ist in Kapitel 4 beschrieben. Zwei Informationen vorweg:

1. Nicht jeder Patient muß mit allen sechs Phasen behandelt werden. Dieses Therapiekonzept bedeutet nämlich kein starres Schema. Es bietet stets mehrere Möglichkeiten, die in jedem Fall individuell ausgewählt und so kombiniert werden, daß ein größtmöglicher Behandlungserfolg zu erwarten ist.

2. Die Sechs-Phasen-Therapie schließt weitere Mittel und Methoden nicht aus. Wenn der behandelnde Arzt es für erforderlich hält, wird diese durch zusätzliche Verfahren der Naturheilkunde ergänzt; sie werden ebenfalls in diesem Kapitel erklärt. Wenn es sein muß, werden auch konventionelle Arzneimittel eingesetzt, etwa sogenannte Antimykotika gegen Pilze im Darm sowie Antibiotika gegen krank machende Bakterien. Durch sorgfältige Auswahl der Präparate und durch gezielte Gegenmaßnahmen wie Symbioselenkung (siehe S. 60) wird dabei jedoch der Schaden an den nützlichen Bakterien der Darmflora von vornherein soweit

soweit wie möglich begrenzt und hinterher gleich wieder gutgemacht – auch das gehört zur Naturheilkunde, wie sie mit der Sechs-Phasen-Therapie im Schwarzwald Sanatorium Obertal praktiziert wird.

Phase 1: Fasten – Zur Entlastung und Umstimmung

Es gibt zwei gute Gründe dafür, die Sechs-Phasen-Therapie mit einigen Tagen des Fastens zu beginnen. Beide schaffen günstigere Voraussetzungen für ein Ansprechen auf die Behandlung und somit für deren bestmöglichen Erfolg.

»Entlastung«, das ist der eine Grund. Es ergibt sich von selbst, daß der Darm von seiner Verdauungsarbeit entlastet ist, wenn ihm keine oder deutlich weniger Nahrungsmittel zugeführt werden. Optimal ist diese Entlastung erst dann, wenn der Enddarm von alten Kotresten befreit ist, und zwar durch Einläufe oder Darmbäder oder Bittersalz.

Weil während des Fastens kaum Nahrung aufgenommen und nicht mit Appetit gekaut wird, fehlt der Anreiz für die Produktion der Verdauungssäfte, insbesondere durch den Magen und durch die Bauchspeicheldrüse, so daß auch diese Organe entlastet werden und sich regenerieren können. Unangenehm dabei sind der trockene Mund und die belegte Zunge; dazu kommt es, weil nun zu wenig Speichel fließt und die Mundhöhle nicht mehr ausreichend ausspült – und das ist ein wichtiger Grund, während dieser Zeit mehr zu trinken als sonst.

Für die Ernährung während des Fastens werden körpereigene Reserven mobilisiert. Das führt nicht nur zum Abbau von Fettpolstern, sondern auch zum Abbau der – für den Körper eher schädlichen – Ablagerungen im Bindegewebe und später von überalterten Gewebezellen. Infolgedessen kommt es zu einer Entlastung des Bindegewebes, und die Erneuerung von Zellgewebe wird gefördert. Zudem werden vermehrt Schlackestoffe auch über Haut und Schleimhäute ausgeschieden. Das ist die Ursache dafür, daß Menschen beim Fasten einen unangenehmen Mundgeruch und teils auch einen ebensolchen Körpergeruch haben – ein weiterer Anlaß, ausreichend Flüssigkeit aufzunehmen.

»Umstimmung«, das ist der andere gute Grund fürs Fasten. Mit diesem Begriff wird die Reaktion des gesamten Organismus auf die Umstellung auf eine Ernährung aus körpereigenen Reserven bezeichnet. Sie erfaßt nicht nur die Verdauungsorgane, sondern darüber hinaus vor allem die Nieren, Herz und Kreislauf, das Vegetative Nervensystem, die Hormondrüsen und von diesen insbesondere die Schilddrüse. Auf diese Weise wird das Fasten zu einer Art Training für einzelne Organsysteme und deren Zusammenspiel.

Während des Fastens kommt es zu Veränderungen im Darm; so wechselt die Schleimhaut an seiner Innenfläche schneller, und die Bakterien der Darmflora werden weniger. Diese kurzfristigen Nachteile werden jedoch gezielt durch eine Aufbaukost und durch eine Symbioselenkung ausgeglichen. Währenddessen kann der Darm sich regenerieren, und die natürliche Darmschranke verhindert die sogenannte Autointoxikation (mehr darüber auf S. 89); dieser Begriff bezeichnet eine Vergiftung vom Darm aus durch Schadstoffe, die mit der Nahrung aufgenommen werden, und mit schädigenden Substanzen, die beim Stoffwechsel anfallen.

Die Phase 1 unserer Darmtherapie beginnt mit dem sogenannten Vorfasten. An diesem ersten Tag erhalten die Patienten nur Reis oder Obst; das erleichtert die Umstellung. Am nächsten Morgen gibt es eine Lösung mit Bittersalz; das natürliche Abführmittel entleert schonend den Darm.

Während des eigentlichen Fastens besteht die Ernährung aus flüssiger Kost, und zwar aus Suppen und Säften, die vorwiegend aus Gemüse zubereitet werden. Hinzu kommen täglich weitere zwei bis drei Liter Flüssigkeit aus Kräutertee und Mineralwasser. Denn wer wenig ißt, der muß viel trinken, damit die Schlackenstoffe gelöst und ausgeschieden werden können. Um Mangelerscheinungen vorzubeugen, wird das Fasten ergänzt durch die Gabe von Vitaminen, Spurenelementen, Mineralstoffen mit den vier »Säulen« unserer Vital-Plus-Therapie (umfassende Informationen in unserem Buch »Vital Plus«, das im F. A. Herbig Verlag, München erschienen ist) sowie durch zusätzliches Eiweiß (worauf allerdings bei jüngeren Patienten bei der kurzen Fastenzeit verzichtet werden kann).

Die Dauer des Fastens wird für jeden Patienten individuell festgelegt. Im Rahmen unserer ganzheitlichen Betreuung wird es ergänzt durch eine Ernährungs- und Lebensberatung und in jedem Fall von einem Arzt kontrolliert – auch dem kranken Darm zuliebe. Wird nämlich das Fasten falsch durchgeführt, gefährdet das zusätzlich die Gesundheit. Richtiges Fasten dagegen ist eine gute Hilfe für den Körper zur Selbsthilfe.

Phase 2: Thymus-Peptide – zur Regulation der Immunabwehr

Der Darm ist, wie wir bereits beschrieben haben, das größte Immunorgan im Körper (siehe S. 16). Seine normale Funktion ist eine wesentliche Voraussetzung für die Erhaltung der Gesundheit. Dieser enge Zusammenhang kann sich, leider, ins Gegenteil verkehren. Ist nämlich der Darm sehr krank, werden zwangsläufig auch die körpereigenen Abwehrkräfte geschwächt, und der betroffene Mensch wird anfälliger für Infektionen. Andererseits können Störungen des Immunsystems den Darm krank machen, etwa bei Allergien gegen Nahrungsmittel oder durch chronische Entzündungen des Dünndarms wie Colitis ulcerosa (mehr darüber im nächsten Kapitel). Und außerdem: Selbst das Fasten zu Beginn der Sechs-Phasen-Therapie kann die Immunabwehr des Körpers schwächen, wenngleich nur geringfügig und kurzfristig (weshalb deren Phasen 1 und 2 stets miteinander ablaufen).

In jedem dieser Fälle muß es das Ziel der Therapie sein, die

Funktionen des Immunsystems durch Regulation zu normalisieren, um den Patienten wieder gesund werden zu lassen, also eine zu schwache Abwehr zu stärken beziehungsweise deren übermäßige Reaktionen zu hemmen. Mit Thymosand® haben wir im Schwarzwald Sanatorium Obertal ein eigenes Mittel für diesen guten Zweck. Es enthält sogenannte Peptide als spezifische Substanzen aus der Thymusdrüse. Warum gerade diese so bedeutsam sind, ist besser zu verstehen, wenn man mehr über das Organ und seine Aufgaben weiß.

Die Thymusdrüse sitzt direkt hinter dem Brustbein. Sie ist ein überaus wichtiges Zentralorgan für die Steuerung der körpereigenen Abwehrkräfte des Immunsystems. Spezielle weiße Blutkörperchen, die aus dem Knochenmark stammen, werden von ihr für besondere Aufgaben innerhalb des Immunsystems ausgebildet, und zwar mit Hilfe der soeben genannten Thymus-Peptide. Sie heißen Thymusabhängige Lymphozyten, kürzer noch T-Lymphozyten. Von ihnen gibt es verschiedene Gruppen: T-Killerzellen, die eingedrungene Erreger angreifen und unschädich machen; T-Helferzellen, die im Notfall weitere Abwehrkräfte alarmieren; T-Suppressorzellen, die nach erfolgreicher Abwehr die Immunkräfte hemmen und somit überschießende Reaktionen verhindern; T-Gedächtniszellen, die – wie ihr Name besagt – die Erinnerung an erfolgreiche Abwehrmaßnahmen bewahren und deshalb beim nächsten Angriff noch schneller reagieren. Schätzungsweise 30 Prozent aller dieser T-Lymphozyten sind in Lymphknoten im Dünndarm und auch im Wurmfortsatz vom Blinddarm konzentriert (siehe S. 16). Zwischen der Thymusdrüse und dem Verdauungsorgan bestehen also enge Verbindungen.

Die große Bedeutung der Thymusdrüse für das Gesundbleiben und das Gesundwerden hat um das Jahr 1940 der schwedische Tierarzt Elis Sandberg erkannt und erforscht. Er war auch der erste, der dieses grundlegende Wissen in die ärztliche Praxis umsetzte. An der weiteren Entwicklung zu einer anerkannten Immuntherapie haben wir vom Schwarzwald Sanatorium Obertal besonderen Anteil, unter dem großen persönlichen Einsatz des ehemaligen Chefarztes Dr. Hermann Geesing. So entstand Thymosand®. Es ist ein sogenanntes Thymus-Peptid-Präparat, das alle wichtigen immunregulatorischen Wirkstoffe aus der Thymusdrüse in ihrer natürlichen Zusammensetzung enthält und frei ist von anderen Bestandteilen. Um die gleichbleibende Reinheit von Thymosand® zu gewährleisten, wurde mit unserer Beteiligung sogar ein besonderes Prüf- oder Validierungsverfahren entwickelt, das inzwischen patentiert worden ist. Es ermöglicht eine »Abreicherung von über 14 Zehnerpotenzen«, wie die Experten sagen. Verständlicher und anschaulicher läßt sich dieser Begriff mit einem fiktiven Beispiel ausdrücken: Selbst wenn zuvor 100 Billionen unerwünschte Partikel in 1 Liter Flüssigkeit enthalten gewesen wären, bliebe von ihnen im Präparat praktisch überhaupt nichts zurück. Thymosand® bietet gute Möglichkeiten zur Behandlung, auch im Rahmen unserer Sechs-Phasen-Therapie. Werden durch Injektionen dem Körper die Thymus-Peptide zugeführt, wird durch sie das Immunsystem reguliert. Für die Praxis bedeutet das eine große, natürliche Chance für Gegenmaßnahmen, sowohl bei Erkrankungen des Darmes selbst als auch bei Erkrankungen, die von ihm ausgehen. Thymus-Peptide stärken bei bestehenden Darmerkrankungen das geschwächte Immunsystem, so daß Erreger wieder besser abgewehrt werden; damit dieser Zustand künftig von Dauer ist, muß selbstverständlich der Darm geheilt werden. Sie normalisieren wieder die Verhältnisse innerhalb des Immunsystems, so daß auch sogenannte Autoimmunkrankheiten, wie es unter anderem die chronischen Entzündungen des Darms sind, günstig beeinflußt werden.

Thymus-Peptide können noch mehr. Sie sind Wirkstoffe, die hilfreich eingreifen in allgemeine Ordnungsprinzipien des Organismus. Denn ihr Wirkungsbereich ist zwar überwiegend, aber nicht ausschließlich die Thymusdrüse. Jüngste Forschungsergebnisse, die im Sommer 1992 auf dem 3. Internationalen Experten-Forum Immun-Therapie in Athen (Griechenland) vorgetragen wurden, bestätigen viel weiterreichende Einflüsse: Gewisse Thymus-Peptide stehen in einer Wechselwirkung mit dem Zentralen Nervensystem; sie beeinflussen steuernde Strukturen des Gehirns wie Hypothalamus und Hypophyse – ebenso wie diese die Thymusdrüse. Damit ist nicht nur ein wesentlicher Zusammenhang zwischen Psyche und Körper erkannt; darüber hinaus kann Einfluß genommen werden auf ein komplexes Netzwerk biochemischer Reaktionen – mit Hilfe von Thymosand®, zugunsten der allgemeinen Ordnungskräfte des Körpers, auch bei Erkrankungen des Verdauungssystems.

Phase 3: Symbioselenkung – für eine gesunde Darmflora

Der Name dieser Therapie ist zugleich ihr Programm: Die Symbiose zwischen dem Organismus des Menschen und der Bakterienflora in seinem Darm soll gelenkt, also gezielt beeinflußt werden. Die Dysbiose mit ihren schädigenden Auswirkungen (siehe S. 24) wird beseitigt und die gesunde Eubiose wiederhergestellt; infolgedessen können auf ganz natürliche Weise Erkrankungen des Darmes und anderer Organe geheilt werden.

Vordergründiges Ziel der Symbioselenkung ist zunächst eine Sanierung und Regeneration der physiologischen Darmflora; das heißt: Im Darm werden wieder normale Verhältnisse geschaffen, mit den nützlichen Bakterien in der richtigen Zusammensetzung. Gelingt das, werden die krank machenden Keime als Ursache von Beschwerden und Leiden zurückgedrängt, und der Patient kann gesunden.

Die Symbioselenkung wird vor allem in den Fällen angewendet, in denen seit längerem eine Dysbiose besteht und dadurch die Darmfunktion gestört ist. Wer davon betroffen ist, der bekommt das möglicherweise mit charakteristischen Anzeichen zu spüren, wie Abgeschlagenheit, Völlegefühl, Blähungen, Juckreiz, Ekzeme, Durchfall oder Verstopfung oder beides abwechselnd. Um Gewißheit zu haben, kann zwar eine »mikrobiologische Stuhluntersuchung« vorgenommen werden; dabei wird die sogenannte Indikatorflora aus dem relativ geringen Anteil der aeroben, also sauerstoffabhängigen Bakterien bestimmt und anhand dieses Befundes auf die Beschaffenheit der gesamten Darmflora geschlossen. Aber das ist nicht immer erforderlich; bei den meisten Patienten wird der erfahrene Arzt aufgrund der Krankengeschichte, der geschilderten Beschwerden und des klinischen Befundes mit ausreichender Sicherheit eine Dysbiose erkennen und die Behandlung mit der Symbioselenkung beginnen.

Weitere Anwendungsmöglichkeiten sind der Zustand nach einer Behandlung mit Antibiotika, weil in vielen Fällen dabei nicht nur die krank machenden Keime, sondern auch die nützlichen Bakterien im Darm geschädigt werden (siehe S. 25) sowie bestimmte Störungen des Immunsystems, um über den Darm die körpereigenen Abwehrkräfte anzuregen (siehe S. 16).

Für die Symbioselenkung gibt es kein starres Programm. Die Auswahl und der Einsatz ihrer Mittel erfolgen individuell, wie es jeweils der Krankheitsfall erfordert. Häufig verläuft die Symbioselenkung in drei Stufen. Die erste Stufe entspricht unserer Phase 1, nämlich Fasten mit einer Säuberung des Darmes zu dessen Entlastung und für eine Umstimmung. In der zweiten Stufe werden sogenannte Bakterienlysate verabreicht, die bestimmte Stoffwechselprodukte beziehungsweise Bestandteile von Bakterien enthalten. Die dritte Stufe zielt darauf hin, gesunde Bakterien im Darm anzusiedeln und zu vermehren. Mittel zu diesem Zweck sind vor allem standardisierte Präparate, die lebende oder abgetötete Bakterien enthalten; es kann auch eine sogenannte Autovakzine ganz individuell aus den Bakterien in einer Stuhlprobe des Patienten hergestellt werden.

Um es zu unterstreichen: Die Symbioselenkung nutzt die natürliche Wirkung von Bakterien, die ohnehin in einem gesunden Darm vorhanden und erwiesenermaßen unschädlich sind; das sind sowohl Stämme von Kolibakterien und Streptokokken als auch Laktobazillen und Bifidobakterien (die in Kapitel 1 bereits vorgestellt worden sind). Es gibt eine Vielzahl von Präparaten für diese Therapie. Hier können deshalb nicht alle diese Arzneimittel in allen Einzelheiten vorgestellt, jedoch einige grundlegende Informationen über sie vermittelt werden.

Kolibakterien als Arzneimittel wurden bereits im Ersten Weltkrieg entdeckt, und zwar per Zufall. Während alle anderen deutschen Soldaten in der rumänischen Dobrudscha an Durchfall erkrankten, blieb einer gesund. Das verdankte er ganz besonderen Kolibakterien in seinem Darm, welche als Antagonisten (= Gegenspieler) die krank machenden Keime aus verwandten Kolistämmen niederhielten. Diese nützlichen Mikroben vom Stamm »E. coli Nissle 1917« wurden isoliert und kultiviert. Sie werden heute in Form eines Arzneimittels nicht nur gegen Durchfall angewendet; im Rahmen der Symbioselenkung werden auch Verstopfung, Reizdarm (= Colon irritabile), Colitis ulcerosa und Morbus Crohn als chronische Entzündungen der Darmschleimhaut mit ihrer Hilfe behandelt. Damit die Bakterien nicht bereits im Magen von dessen Säure zerstört werden, sind sie in magensaftresistente Kapseln verpackt, die sich erst im Darm auflösen und dort jeweils 25 Milliarden dieser hilfreichen Kolibakterien freisetzen. Für deren gute therapeutische Wirkung gibt es zwei Erklärungen: Zum einen produzieren sie sogenannte Mikrozine, die – ähnlich wie Antibiotika – andere Bakterien vernichten, ohne jedoch deren unerwünschte Wirkungen zu haben. Zum anderen lassen sie aus Nahrungsmitteln mehr kurzkettige Fettsäuren entstehen, die wichtig sind für die Beweglichkeit des Darmes und für die Ernährung der Zellen in seiner Schleimhaut (siehe auch S. 23).

Laktobazillen und Bifidobakterien sind von Natur aus als Helfer für die Symbioselenkung wie geschaffen. Beide sind Bestandteile einer normalen Darmflora. Beide zerlegen Kohlenhydrate, wobei Milchsäure entsteht, und schaffen damit beste Voraussetzungen für die Wiederherstellung eines gesunden Gleichgewichtes im Darm: Während das Wachstum der normalen, nützlichen Bakterien gefördert wird, werden im gleichem Maße darmfremde, fäulniserregende, gasbildende Keime verdrängt. Für diese Indikation »Regulierung der Darmflora« werden Laktobazillen und Bifidobakterien sowohl einzeln als auch miteinander kombiniert angewendet; in einem der Präparate sind den beiden noch Kolibakterien zugesetzt, weil sie mit ihnen zusammen besser gedeihen.

Welche Präparate mit welchen Bakterien beziehungsweise mit welchen Bestandteilen oder Stoffwechselprodukten von diesen anzuwenden sind, muß von Fall zu Fall der Arzt entscheiden; wir werden in Kapitel 4 bei den einzelnen Krankheitsbildern jeweils näher darauf eingehen. Grundsätzlich gilt, daß die Symbioselenkung stets eine Behandlung ist, die sich über längere Zeit hinzieht und die mehrmals wiederholt werden sollte; denn chronische Krankheiten, die bereits über Jahre hinweg bestehen, vergehen nun einmal nicht in wenigen Wochen. Selbst wenn es bereits nach kurzer Zeit zu einer deutlichen Besserung der Beschwerden kommt, muß die Therapie konsequent weitergeführt werden, um einen dauerhaften Erfolg zu erreichen. Stets sollte auch bedacht werden, daß die Symbioselenkung zwar die wichtigste Maßnahme ist, um wieder eine gesunde Darmflora aufzubauen, aber es damit allein nicht getan sein kann. Denn als Voraussetzung für die Ansiedlung der nützlichen Bakterien muß ein entsprechendes Milieu im Darm geschaffen werden. In manchen Fällen sind deshalb kurzfristig ausgewählte Arzneimittel gegen Bakterien oder Pilze anzuwenden. In allen Fällen unerläßlich ist die richtige Ernährung – die deshalb als Phase 5 ein wesentlicher Bestandteil unserer ganzheitlichen Therapie ist.

Phase 4: Immunseren – zur Aktivierung von Organen

Für eine bestmögliche Therapie von Erkrankungen des Darmes oder der Erkrankungen, die von ihm ausgehen, genügt es nicht, allein den Darm zu behandeln. Auch andere Organe müssen in ihrem Zustand verbessert und in ihrer Funktion angeregt werden, um die Gesundung zu unterstützen. Das gilt in diesen Fällen insbesondere für die Stoffwechselorgane Leber und Bauchspeicheldrüse, die zudem durch Störungen der Darmfunktion allzuoft in Mitleidenschaft gezogen sind.

Mit den sogenannten Immunseren ist es grundsätzlich möglich, erschöpfte, überlastete, chronisch kranke Organe zu regenerieren und zu aktivieren. Es sind Impfstoffe, die spezifische Antikörper für ein bestimmtes Organ im Körper des Menschen enthalten.

Für jedes wichtige Organ gibt es die entsprechenden Seren. Sie werden in die Haut injiziert. Die Antikörper aus ihnen gelangen mit dem Blutkreislauf zu dem Organ, für das sie bestimmt sind. Sie wirken dort als eine Art positiver Reiz, der den Aufbau neuer Zellen fördert, die Funktion alter Zellen anregt und ihre Leistungsfähigkeit verbessert.

Diese biologische Therapie wird von uns mit den Immunseren durchgeführt. Diese enthalten spezielle Antikörper für die Leber, die Milz, das Knochenmark, das Herz, die Bauchspeicheldrüse und das Bindegewebe. Auf diese Weise werden zwar vor allem die Stoffwechselorgane gestärkt, aber darüber hinaus auch Herz und Kreislauf angeregt und der Allgemeinzustand gebessert – alles zusammen eine gute Voraussetzung für den Heilerfolg.

Phase 5: Nährstoffe – zur Unterstützung und Ergänzung

Um einen gestörten Darm erfolgreich zu behandeln, genügen nicht allein die bereits genannten Maßnahmen. Es muß in ihm zunächst wieder ein gesundes Milieu geschaffen werden, damit die für die Symbioselenkung zugeführten Bakterien sich dort ansiedeln und vermehren können; geschieht das nicht, werden diese ungenutzt ausgeschieden.

Große Bedeutung kommt dabei der richtigen Ernährung zu. Die Neuansiedlung einer gesunden Darmflora wird gezielt unterstützt, wenn während der Behandlung mit der Symbioselenkung zwei Grundsätze befolgt werden:

1. Zu meiden sind einfache Kohlenhydrate wie raffinierter Zucker und Auszugsmehle, auch Alkohol und zuviel Fleisch oder Fleischprodukte, weil ein Übermaß an tierischem Eiweiß das Wachstum der fäulnisbildenden Bakterien im Darm fördert.
2. Zu bevorzugen sind die komplexen Kohlenhydrate, wie sie in Obst und Gemüse, Vollkorngetreide und den Erzeugnissen daraus enthalten sind, sowie milchsaure Produkte, zu denen Dickmilch, Sauermilch, Kefir gehören und vor allem Joghurt.

Joghurt entsteht, wenn zuvor erhitzter, daher keimarmer Milch ausgewählte Bakterienstämme zugesetzt werden, die sich in Brutkammern vermehren und die Milch säuern. Zu diesen sogenannten Milchsäurebakterien gehören Bifidobakterien und Streptokokken von gleichen oder nahe verwandten Stämmen, wie sie im Darm eines jeden gesunden Menschen angesiedelt sind. Deren großen Wert hat als erster der russische Nobelpreisträger Ilja Metschnikoff (1845–1916) erkannt. Er führte die Langlebigkeit der Bulgaren auf den regelmäßigen Verzehr von Joghurt zurück und behauptete: Die in gesäuerten Milchprodukten enthaltenen lebenden Bakterien erhalten die Gesundheit und stärken die Abwehrkräfte, indem sie im Darm fäulnisbildende und krankheitserregende Bakterien bekämpfen.

Seine Erkenntnis ist zwischenzeitlich mit den Mitteln und Methoden der modernen Medizin vielfach bestätigt worden. So untersuchten Ärzte der Medizinischen Fakultät der Karls-Universität in Prag die Auswirkungen eines Sauermilchproduktes, das mit Hilfe von Bifidobakterien und Streptokokken hergestellt worden war. Nach vier Wochen stellten sie fest, daß im Stuhl der Versuchspersonen bis hundertmal weniger krankheitserregende Keime enthalten waren als zuvor, und sie folgerten: Das bei großen Teilen der Bevölkerung gestörte Gleichgewicht der Darmflora kann in vielen Fällen durch Verzehr von Sauermilchprodukten wieder-hergestellt werden.

Dieser Ansicht sind auch wir und lassen daher unseren Patienten zur Unterstützung der Symbioselenkung ein spezielles Joghurt mit den so nützlichen Bakterien servieren. Wir empfehlen ihnen, auch zu Hause regelmäßig Joghurt zu konsumieren, weil das eine der besten Voraussetzungen für den Erhalt der neu gewonnenen, gesunden Darmflora ist. Allerdings muß auf dem Etikett deutlich auf »lebende Bakterien« hingewiesen werden; im pasteurisierten Joghurt sind diese abgetötet und von ihm daher weniger positive Effekte zu erwarten. Ausgenommen von der Empfehlung sind lediglich die Menschen mit einer Allergie gegen Milcheiweiß sowie die mit einer »Laktose-Intoleranz«; ihnen mangelt es an dem Enzym Laktase, so daß sie den Milchzucker nicht vertragen und darauf mit Darmbeschwerden bis hin zum Durchfall reagieren.

Noch ein Nachtrag zum Joghurt, und zwar zu dem Begriff rechts-drehende beziehungsweise linksdrehende Milchsäure, der sehr häufig in diesem Zusammenhang genannt wird. Er besagt, daß die Moleküle der Milchsäure einen polarisierten Lichtstrahl nach rechts beziehungsweise nach links ablenken. Daraus ergeben sich Unterschiede in der Wirkung auf den Organismus des Menschen. Die »rechtsdrehende D(+)-Milchsäure« wird mit Hilfe eines Enzyms rasch abgebaut und vollständig verwertet; sie gilt deshalb als physiologisch, also körpergerecht. Die »linksdrehende L(−)-Milchsäure« wurde lange Zeit als unphysiologisch bezeichnet, weil sie angeblich nur unvollständig abgebaut wird und deshalb durch sie die Gefahr einer Übersäuerung mit möglichen gesund-heitsschädlichen Auswirkungen entsteht. Sogar die Weltgesund-heitsorganisation WHO empfahl einst Erwachsenen, vorsichtshal-ber von der linksdrehenden Milchsäure pro Tag höchstens 100 Milligramm pro Kilogramm Körpergewicht aufzunehmen. In-zwischen hat die WHO diese Begrenzung wieder aufgehoben. Neuere Untersuchungen haben nämlich ergeben, daß auch die linksdrehende Milchsäure vom Organismus abgebaut wird; langsamer zwar, aber ausreichend, um eine Übersäuerung zu vermeiden.

Fazit: Klassischer Joghurt mit dem kräftig-sauren Geschmack und der linksdrehenden Milchsäure schadet der Gesundheit nicht; der milder gesäuerte Joghurt mit seinem hohen Gehalt an rechtsdrehender Milchsäure jedoch schmeckt den meisten Menschen besser und wird deshalb nach wie vor am häufigsten verzehrt. Und noch ein Tip: Frischen Joghurt kann man sich selbst herstellen, indem man ein Päckchen mit »Starterbakterien« kauft und diese mit zuvor erhitzter Milch in einem speziellen Joghurtbereiter ansetzt – genau nach Gebrauchsanweisung.

Damit der Darm nach einer Symbioselenkung gesund bleibt, raten wir unseren Patienten zu einer ausgewogenen, möglichst naturbelassenen Ernährung mit einem hohen Anteil an Faserstoffen, wie wir sie bereits in unserer »Darmschule« (ab S. 38) ausführlich beschrieben haben. Voraussetzung dafür ist auch eine ausreichende Zufuhr von den lebensnotwendigen Vitaminen, Mineralstoffen und Spurenelementen. Diese ist bei vielen Menschen mit Erkrankungen des Darmes nicht gewährleistet. Hier nur zwei Beispiele dafür:

Bei Colitis ulcerosa und beim Morbus Crohn (siehe S. 104) kann die Darmschleimhaut wegen der chronischen Entzündung nicht genügend Nährstoffe aus den zugeführten Nahrungsmitteln aufnehmen; deshalb mangelt es den Betroffenen zumeist an B-Vitaminen sowie an Eisen, Calcium, Magnesium, Zink. Der weit verbreitete Mißbrauch von Abführmitteln bei Verstopfung (siehe S. 152) führt vor allem dazu, daß der Organismus zuwenig Kalium erhält und dadurch der Darm noch »träger« wird.

Zwangsläufig kommen also zu den Symptomen der Darmerkrankung noch Folgeschäden durch den Mangel an Vitaminen, Mineralstoffen und Spurenelementen hinzu. Unsere Patienten werden deshalb auch daraufhin untersucht. In jedem Fall wird der Status dieser Nährstoffe bestimmt und dementsprechend ein Defizit daran ganz gezielt ausgeglichen. Zu diesem Zweck verfügen wir über gute Mittel. Es sind die vier Säulen der Vital-Plus-Therapie, die von uns entwickelt worden ist als eine Spezialität vom Schwarzwald Sanatorium Obertal und deren Präparate in allen Apotheken rezeptfrei erhältlich sind:

- **Säule 1** heißt Vicorell®; sie ist eine Brausetablette, die sich in Wasser auflöst. Ihre Bestandteile sind B-Vitamine, die Vitamine C und E sowie die Mineralstoffe Kalium, Calcium, Magnesium, Eisen.
- **Säule 2** heißt Aminorell® und besteht aus einer Kapsel. Sie enthält sogenannte Aminosäuren als Bausteine für Eiweiß, das Vitamin Folsäure, die Spurenelemente Chrom, Mangan, Molybdän, Selen, Zink.
- **Säule 3** heißt Minerell®; sie ist ein Pulver, das in Wasser aufgelöst wird. Mit ihr werden dem Organismus die wichtigen Bioelemente Kalium, Calcium, Magnesium, Mangan zugeführt.
- **Säule 4** heißt Antioxirell®; sie wird in Form von Tropfen eingenommen. Ihre Wirkstoffe sind die Vitamine E und D und Beta-Carotin, die als Antioxidantien die Zellen im Körper des Menschen vor Schädigungen durch sogenannte Freie Radikale bewahren können, sogar vor Krebs (siehe auch S. 113).

Besteht bei einem Patienten ein Mangel an Vitaminen, Mineralstoffen oder Spurenelementen, werden ihm diese vier Säulen ganz individuell verordnet. Sie werden nicht nur so lange angewendet, bis ein Mangel ausgeglichen ist, sondern noch darüber hinaus, um ein neuerliches Defizit zu verhindern. Sie werden erst dann abgesetzt, wenn mit der Sechs-Phasen-Therapie wieder gesunde Verhältnisse im Darm geschaffen sind und damit auch wieder eine ausreichende Resorption dieser Nährstoffe auf natürliche Weise gewährleistet ist.

Phase 6: Lebensführung – für die innere und äußere Haltung

Das deutsche Wort »Haltung« hat eine doppelte Bedeutung, die der Große Brockhaus definiert: zum einen als »Körperhaltung mit aufrechtem Gang und Stand«, zum anderen als »die mehr oder weniger dauerhafte Einstellung einer Persönlichkeit, insofern in ihr innerseelische Sachverhalte unter dem Blickpunkt des Verhaltens erscheinen«.

Vereinfacht möchten wir die erste als »die äußere Haltung« und die zweite als »die innere Haltung« bezeichnen. Beide sind gleich wichtig, wenn es um die Behandlung von Erkrankungen des Darmes geht. Deshalb bemühen wir uns, die Patienten im Rahmen der Sechs-Phasen-Therapie auch in Maßnahmen zur Lebensführung zu unterweisen.

Die richtige äußere Haltung des Körpers ist eine Voraussetzung dafür, daß die Verdauungsorgane und vor allem die Lunge bestmöglich funktionieren. Diese Zusammenhänge und ihre Auswirkungen haben wir bereits in der »Darmschule« (siehe S. 38) ausführlich dargestellt, samt guten Ratschlägen für eine gesunde Atmung.

Die ausgeglichene innere Haltung trägt wesentlich dazu bei, daß der Körper gesund bleibt. Das gilt selbstverständlich auch für seine Verdauungsorgane, die für allzu viele Menschen noch immer eine Art Tabu darstellen. Wir bemühen uns nachdrücklich darum, diesen Patienten zu einer natürlichen inneren Einstellung zu dem Bereich ihres Körpers rund um den Bauchnabel zu verhelfen. Allein die Gespräche darüber mit dem Arzt bedeuten für sie häufig eine deutliche Erleichterung, und das fördert die Gesundung. Zudem werden die Patienten, falls es angebracht erscheint, im Autogenen Training unterwiesen oder zu einfachen Entspannungsübungen angehalten – wie sie ebenfalls bereits in der »Darmschule« (siehe S. 45) vorgestellt worden sind. Diese Maßnahmen verhelfen zu innerer Ruhe, die wiederum den inneren Organen gut tut; sie werden in ihrer Funktion weniger gestört und können schneller wieder gesund werden.

Soweit die Maßnahmen unserer Sechs-Phasen-Therapie, und nun ein kleiner Abstecher in die Medizingeschichte. Vor mehr als dreihundert Jahren hat es bereits eine andere Therapie nach sechs Punkten gegeben. Sie wurde von der damals führenden »Salerner Schule der Medizin« in der italienischen Hafenstadt Salerno gelehrt und von dieser im Jahre 1648 in dem Buch »De conservanda bona valitudinae« veröffentlicht. Demnach sind für die Gesundheit des Menschen vor allem diese sechs Dinge wichtig:

1. Umgebungsluft,
2. Speisen und Getränke,
3. Bewegung und Ruhe,
4. Schlafen und Wachen,
5. Ausscheidung und Rückhalten,
6. Gemütsleiden.

Diese Schwerpunkte zur Vorbeugung haben heute unverändert ihre Gültigkeit, ebenso wie die guten Ratschläge für den englischen König Heinrich VIII. Als dieser in der Salerner Schule anfragen ließ »Wie kann ich mich gesund erhalten und lange leben?«, erhielt er von den berühmtesten Medizinern des Mittelalters zur Antwort: »Trinke ausreichend, doch nur wenig unvermischten Wein. Iß wenig. Scheue Dich nicht, Dich nach dem Essen zu erheben. Meide übermäßige Ruhe. Halte den Harn nicht zurück. Presse das Gesäß nicht zu fest zusammen. Meide übergroße Sorgen, rege Dich nicht auf über das Unwesentliche. Wenn Du dies befolgst, wirst Du lange und gesund leben.«
Zurück zur Gegenwart, ins Schwarzwald Sanatorium Obertal. Wie bereits betont, muß nicht jeder Patient mit allen sechs Phasen unserer Therapie behandelt werden; welche davon angewendet werden, wird jeweils ganz individuell festgelegt. Andererseits

kann die Sechs-Phasen-Therapie, falls das erforderlich ist, durch weitere Mittel und Methoden der Naturheilkunde ergänzt werden; die wichtigsten von ihnen werden wir nun vorstellen.

Akupunktur: Mit doppeltem Nutzen

Diese altchinesische Behandlungsmethode wird heutzutage von vielen deutschen Ärzten angewendet: Metallene Nadeln werden in genau festgelegte Punkte der Haut, die in besonderer Wechselwirkung zu inneren Organen stehen, gesetzt. Auf diese Weise können Funktion und Zustand von Organen positiv beeinflußt werden, auch die des Darmes; beispielsweise kann eine Verkrampfung gelockert, die Durchblutung verbessert und Schmerz gestillt, zumindest gelindert werden. Wie Akupunktur das bewirkt, ist längst wissenschaftlich geklärt: Der Einstich einer Nadel in den Punkt der Haut führt zu einer elektrischen Schwankung an dem Ort; dieser Reiz gelangt zum Gehirn, wird dort von speziellen Zentren verarbeitet und zurückgeleitet in den Körper zu dem Organ, an dem er wirksam werden soll.

Um dieses Prinzip in die Praxis umzusetzen, gibt es im wesentlichen zwei Möglichkeiten. Einmal ist dies die klassische Akupunktur. Sie geht von den insgesamt 361 Punkten aus, die auf der Haut über den ganzen Körper verteilt sind; alle Punkte, die demselben Organ zugeordnet sind, werden durch 14 sogenannte Meridiane miteinander verbunden. Das Können des Arztes ist es, die Nadeln in die richtigen Punkte auf den richtigen Meridianen zu setzen, um die beste Wirkung auf die inneren Organe zu erreichen. Zum anderen gibt es die Ohr-Akupunktur. Sie beruht auf der Modellvorstellung, daß alle inneren Organe sich in der Ohrmuschel gewissermaßen widerspiegeln und ihnen dort ebenfalls ganz bestimmte Punkte zugeordnet sind. Die Behandlung erfolgt genauso wie bei der Körper-Akupunktur, ihre Wirkung allerdings ist direkter: Weil Ohrmuschel und Gehirn über zahlreiche feinste Nervenbahnen miteinander verbunden sind, gelangen die Reize der Ohr-Akupunktur auf dem kürzesten Wege in das Zentrale Nervensystem.

Wir nutzen beide Methoden der Akupunktur, kombinieren sie jedoch meist mit der Serumtherapie (siehe S. 63), indem wir in die ausgewählten Punkte keine Nadeln setzen, sondern ein Immunserum injizieren. Diese »Seropunktur« hat für den Patienten zusätzliche Vorteile. Der Akupunkturreiz dauert wesentlich länger an, weshalb seine Wirkung auf das innere Organ größer ist. Das Immunserum sickert aus der Quaddel in der Haut allmählich in den Körper, erreicht mit dem Blut das Organ, für das es bestimmt ist, und kommt dort zur speziellen Wirkung.

Colozon-Therapie: Ein Gas hilft dem Darm

Wird heute über Ozon gesprochen, geschieht das zumeist aus negativem Anlaß. Ozon ist schuld am »Sommer-Smog«. Es entsteht vor allem an heißen Sommertagen durch Einwirkung starker ultravioletter Strahlung, begünstigt durch Abgase der Autos. Gelangt es mit der Luft in höheren Konzentrationen in den Körper, kann es die Atemwege reizen und die Augen tränen lassen. Ozon hat jedoch eine Kehrseite, und zwar eine gute. In der Hand des Arztes ist es ein hochwirksames Heilmittel. Das ist besser zu verstehen, wenn man weiß:

- Ozon ist eine besonders energiereiche Form vom Sauerstoff; jedes seiner Moleküle besteht aus drei Atomen ($= O_3$), gewöhnlicher Sauerstoff aus nur zwei Atomen ($= O_2$).
- Ozon hat spezielle biologische Wirkungen; es vernichtet krank machende Bakterien, und es fördert Heilungsprozesse in schlecht durchbluteten beziehungsweise funktionsgestörten Geweben.

Ozon wird bei der Therapie nicht allein, sondern in einer Mischung mit reinem Sauerstoff – nicht etwa mit Luft – angewendet. Speziell für die Behandlung von Erkrankungen des Darmes gibt es die »Colozon-Therapie«; der Begriff ist zusammengesetzt aus den Worten »Ozon« und »Colon« (= Dickdarm). Die Ozon-Sauerstoff-Mischung wird mittels einer sogenannten Insufflation (= Einblasung) direkt dem Darm zugeführt. Dort entfaltet das Gas vielfach erwünschte Wirkungen: Die Peristaltik als Eigenbewegung des Darmes wird angeregt, Verkrampfungen der Darmmuskulatur werden gelöst, der Zustand der Darmschleimhaut im allgemeinen wird gebessert und insbesondere deren chronische Entzündungen werden gehemmt, der Aufbau einer normalen Darmflora wird gefördert. Zudem haben Versuche an Tieren bestätigt, daß Ozon sehr wirksam ist zur Verhinderung von Darmkrebs; das ist ein guter Grund mehr, sogar für Universitätskliniken, die Colozon-Therapie anzuwenden.

Enzyme: Zur Ergänzung und als Therapie

Enzyme sind die Chemiker der Natur. Sie ermöglichen, beschleunigen und steuern alle lebenserhaltenden Prozesse im Organismus. Sie selbst verändern sich dabei zwar nicht, aber ihr Dabeisein ist unbedingt erforderlich; deshalb werden sie auch »Biokatalysatoren« genannt. Wie wichtig Enzyme gerade für den gesunden Stoffwechsel sind, haben wir bereits beschrieben (siehe S. 28). Darüber hinaus haben Enzym-Präparate große Bedeutung bei der Behandlung von Erkrankungen der Verdauungsorgane – zur Substitution, um den normalen Bedarf daran zu decken, und zur Therapie, spezieller Wirkungen wegen.
Eine Substitution ist erforderlich, wenn die Bauchspeicheldrüse (= Pankreas) als deren wichtigste Quelle nicht mehr genügend Enzyme für die Verwertung der Nährstoffe bereitstellen kann. Ursache dessen können sowohl Erkrankungen als auch eine gewisse Erschöpfung des Organs sein. Weil dann Fette, Eiweiß und Kohlenhydrate nur noch unzureichend aufgeschlossen werden,

kommt es zu Verdauungsstörungen mit Völlegefühl, Blähungen, fetthaltigem Stuhl oder Unverträglichkeit einzelner Nahrungsmittel. In solchen Fällen hilft »das Verabreichen von fehlenden, normalerweise im Körper vorkommenden Substanzen« (so lautet die Definition der Substitution), und zwar von Verdauungsenzymen. Zu diesem Zweck gibt es Präparate, in denen mehrere Enzyme kombiniert und so verpackt sind, daß sie nicht bereits vom Magensaft zersetzt werden, sondern erst im Darm zur Wirkung gelangen.

Zur Therapie werden Enzym-Präparate (z. B. Enzyrell®, rezeptfrei in jeder Apotheke erhältlich) verordnet, weil ein Mehr an diesen Substanzen dem Organismus dabei helfen kann, sich selbst zu heilen. Beispielsweise bei Entzündungen, auch bei denen der Darmschleimhaut, die unter anderem auf den Mißbrauch von Abführmitteln zurückzuführen sind. Dank der zugeführten Enzyme bildet sich die Entzündung schneller zurück, so daß der Schaden durch sie begrenzt und eher wieder gesundes Gewebe gebildet wird. Sind chronische Entzündungen der Darmschleimhaut ein Ausdruck sogenannter Autoimmunreaktionen (siehe S. 104), sind Enzyme dagegen ebenfalls von Nutzen. Sie vernichten das dabei entstehende Übermaß an Immunkomplexen, und sie aktivieren Makrophagen (= Große Freßzellen) als Abwehrkräfte. Sie unterstützen und ergänzen dadurch andere Maßnahmen der Behandlung, insbesondere die mit Thymosand® (siehe S. 58). Selbst bei Verstopfung läßt sich mit Enzym-Präparaten nachweislich eine Wirkung erzielen: Sie machen den Stuhl etwas lockerer und erleichtern dadurch den Stuhlgang.

Neuraltherapie: Wirkt über Segmente und gegen Störfelder

Der Begriff besagt es: Diese Behandlung gelangt über die Nerven zur Wirkung. Die Arzneimittel zu diesem Zweck sind zwar sogenannte Lokalanästhetika, also Medikamente zur örtlichen Betäubung, wie Lidocain® und Novocain®. Deren Effekt aber hält wesentlich länger an, als von einer bloßen Schmerzstillung zu erwarten wäre. Denn er beruht auf einem anderen Prinzip: Neuraltherapie hat eine regulierende Wirkung auf die Funktion von Organen, indem sie gestörte Energiepotentiale von Nervenzellen normalisiert und dadurch wieder einen gesunden Zustand ermöglicht. Ihre Anwendung erfolgt entweder als Segmenttherapie oder als Störfeldtherapie.

Die Segmenttherapie beruht auf der Tatsache, daß bestimmte Segmente der Haut über Nervenbahnen mit inneren Organen verbunden sind. Ist die Haut in einem der Segmente überempfindlich oder schmerzhaft, läßt das auf eine Störung des zugehörigen Organs schließen; umgekehrt kann von diesem Segment aus das innere Organ behandelt werden. Diese Zusammenhänge macht sich die Segmenttherapie zunutze. Zumeist dicht unter die Haut wird mehrere Male ein örtlich betäubendes Mittel gespritzt, so daß an diesen Stellen sogenannte Quaddeln entstehen. Von ihnen aus spannt sich nun ein sogenannter Reflexbogen aus dem Segment über Zentren im Gehirn zum inneren Organ und erreicht dort »die Normalisierung gestörter Regulationsverhältnisse« als Voraussetzung für eine Gesundung.

Die Störfeldtherapie hat einen ganz anderen Ansatzpunkt, nämlich »Herde«, die irgendwo im Körper entstanden sind. Das können Narben oder tote Zähne sein oder chronische Entzündungen, etwa die des Wurmfortsatzes vom Dickdarm (= Appendizitis). Von ihnen gehen »Störfelder« aus, die auf Dauer selbst weit entfernt liegende Organe krank machen können. Im Prinzip kann jede Stelle im

Körper ein Herd sein. Das macht es so schwierig, ihn aufzufinden und Störfelder auszuschalten. Bei einem begründeten Verdacht werden, beispielsweise, an eine Narbe nach einer Bauchoperation mehrere Injektionen eines Lokalanästhetikums gesetzt. Geht von ihr tatsächlich ein Störfeld aus, so wird es mit dieser Maßnahme beseitigt, und seine krank machende Fernwirkung ist beendet. Der Patient spürt das an einer raschen Besserung seiner Beschwerden; in Ausnahmefällen ist sogar eine Heilung von einer Sekunde zur anderen möglich, und zwar durch das Ärzten bekannte »Sekunden-phänomen nach Huneke«. So wird bei der Neuraltherapie die Diagnose zugleich zur Therapie.

Physikalische Therapie: Mit Wasser und Massage

Hier geht es, wie ein »Klinisches Wörterbuch« erklärt, um »die Behandlung gestörter physiologischer Funktionen mit physikali-schen, naturgegebenen Mitteln«; dazu gehören die Hydrotherapie mit Wasser ebenso wie die Kräfte bei der Massage. Einige Maßnah-men dieser Art haben wir im Rahmen unserer »Darmschule« (siehe S. 48) zur Selbsthilfe empfohlen. Andere Methoden der physikali-schen Therapie sind für den Hausgebrauch nicht geeignet, weil sie in der Anwendung schwieriger oder in der Wirkung stärker sind. Sie sollten von Fachkräften ausgeführt beziehungsweise von Ärzten kontrolliert werden – so wie wir das im Schwarzwald Sanatorium Obertal tun. Dazu gehören die Massage bei der sogenannten Colon-behandlung und Wasseranwendungen wie das warme Sitzbad und der Lendenwickel, die bei der Behandlung von Erkrankungen der Verdauungsorgane von großem Nutzen sein können.
Die **Colonbehandlung** ist eine Sonderform der Massage. Sie vermag von außen her bei Verstopfung sowohl einen verkrampften als auch einen erschlafften Dickdarm wieder in einen normalen Spannungszustand zu versetzen, und sie ist gut geeignet zur Be-

handlung des sogenannten Blähbauches. Zudem werden durch sie die Durchblutung und der Lymphstrom im Bauchraum günstig beeinflußt. Die Colonbehandlung erfolgt an fünf genau festgelegten Punkten; an ihnen ist der Dickdarm durch das Gekröse mit der Bauchwand verbunden und bietet deshalb ein einigermaßen festes Widerlager für die Handgriffe bei der Massage. Die fünf Punkte werden nacheinander mit einer Druck- und Gleitbewegung massiert, die dem natürlichen Verlauf des Darmes folgt und im Atemrhythmus des Patienten erfolgt. Dafür sind bei jedem Punkt etwa fünf Minuten erforderlich, so daß eine Colonbehandlung eine halbe Stunde lang dauert. Sie sollte täglich wiederholt werden.

Das **warme Sitzbad** bewirkt eine Entkrampfung und eine verbesserte Durchblutung des Darmes sowie des gesamten Bauchraumes. Für seine Anwendung ist eigens eine Sitzbadewanne erforderlich, in die lediglich der Unterleib eintaucht; die Beine ragen heraus und können auf eine Fußbank gestellt werden; der Oberkörper wird mit einem Leinentuch und mit einer Wolldecke umhüllt, die auch die Wasserfläche abdecken, um die Wärme zu halten. Das warme Sitzbad hat eine Wassertemperatur von 36 bis 38 Grad und eine Dauer von 10 bis 20 Minuten. Hinterher folgt eine kalte Waschung des Unterkörpers, anschließend Bettruhe.

Vom **Lendenwickel** wird sein »wohltätiger Einfluß auf die gesamten Verdauungsvorgänge« gerühmt; er wird deshalb sogar nach Mahlzeiten angelegt, wenn alle anderen großen Wickel untersagt sind. Ein etwa 180 Zentimeter langes und 80 Zentimeter breites Leinentuch wird der Länge nach einmal zusammengelegt, in 40 bis 45 Grad warmes Wasser getaucht und danach gut ausgewrungen; das naßwarme Tuch wird so um den Körper gewickelt, daß es vom Bauchnabel bis zur Mitte der Oberschenkel reicht und dabei keine Falten schlägt; darüber kommen noch ein trockenes Zwischentuch und außen herum eine Woll- oder Flanelldecke. Der Lendenwickel bleibt so lange liegen, bis er spürbar abgekühlt ist, etwa für 45 bis 90 Minuten. Danach wird die Haut kalt abgewaschen und gut abgetrocknet.

Einfacher anzuwenden, jedoch ebenfalls gut wirksam ist ein **Leber-wickel**: Um eine Wärmflasche mit heißem Wasser wird ein feucht-warmes Tuch gewickelt und diese Packung auf die Haut über dem rechten Rippenbogen gelegt, darüber kommt noch ein trockenes Tuch; auch dieser Wickel bleibt so lange liegen, bis er spürbar abgekühlt ist.

Phytotherapie: Auch mit Heidelbeeren

Ein Irrtum ist einfach nicht aus der Welt zu schaffen: Arzneimittel mit Wirkstoffen aus Heilpflanzen sind schonend und unschädlich, so heißt es. Tatsache dagegen ist: Auch diese sogenannten Phyto-pharmaka können unerwünschte Wirkungen haben. Ein Beispiel dafür sind die pflanzlichen Abführmittel. Selbst die angeblich milde wirkenden Präparate aus den Früchten und Schoten vom Senna-strauch oder aus der Rinde vom Faulbaum verursachen eine Rei-zung der Schleimhaut und damit Schäden im Darm, die denen durch chemische Arzneimittel in nichts nachstehen.

Pflanzliche Arzneimittel sollten deshalb stets nur nach Verordnung durch den Arzt und unter seiner Kontrolle angewendet werden. Weil diese Voraussetzungen bei uns im Schwarzwald Sanatorium Obertal gegeben sind, nutzen auch wir Heilpflanzen bei der Be-handlung von Erkrankungen des Darmes – nicht als Alternative, vielmehr zur Ergänzung der anderen Therapien und auch nicht in Fertigpräparaten, sondern lieber in Form von Tee. Hier einige der Rezepte dafür:

▷ **Kamille** hemmt Entzündungen und löst Krämpfe, sowohl im Magen als auch im Darm: Von den Blüten 1 bis 2 Teelöffel pro Tasse mit heißem Wasser überbrühen, 10 bis 15 Minuten lang ziehen lassen; drei- bis viermal täglich eine Tasse warm und schluckweise trinken. Die Wirkung vom Kamillentee wird noch erweitert, wenn in jeder Tasse 1 bis 2 Teelöffel Milchzucker (siehe S. 81) verrührt werden; das fördert den Aufbau einer gesunden Darmflora.

▷ **Fenchel** hilft gegen Blähungen, indem zum einen die Bildung von Gasen im Darm verringert und zum anderen die Aufnahme der Gase durch die Schleimhaut ins Blut vermehrt wird: 1 Teelöffel von den Früchten zerdrücken, mit 1 Tasse kochendem Wasser übergießen, 10 Minuten lang ziehen lassen; mehrmals täglich 1 Tasse trinken. Fenchel kann mit Kümmelfrüchten, Pfefferminzblättern, Kamillenblüten zum »Vier-Winde-Tee« kombiniert werden: Von dieser Mischung jeweils 1 bis 2 Teelöffel pro Tasse ebenso zubereiten wie den Fencheltee.

▷ **Heidelbeeren** sind das wirksamste aller pflanzlichen Mittel gegen Durchfälle. Sie enthalten einen adstringierenden Gerbstoff, der die entzündete Schleimhaut gewissermaßen verfestigt und abdichtet, sowie einen blauschwarzen Farbstoff, der das Wachstum von schädigenden Bakterien im Darm hemmt. Das Rezept für den »Stopf-Tee«: 2 Eßlöffel getrocknete Heidelbeeren mit ½ Liter kaltem Wasser ansetzen, erhitzen und 10 Minuten lang kochen lassen, durchseihen; mehrmals täglich 1 Tasse davon warm trinken. Einfacher zu gebrauchen ist Heidelbeersaft, von dem ebenfalls mehrmals täglich 1 Tasse voll zu trinken ist; es muß allerdings der sogenannte Muttersaft aus dem Reformhaus sein, denn die gängigen konservierten Fruchtsäfte enthalten Zucker und können den Durchfall noch begünstigen. Übrigens: In leichteren Fällen sind schwarzer Tee sowie geriebene Äpfel ebenfalls sehr nützlich zur Selbsthilfe bei Durchfall.

▷ **Leinsamen** ist ein pflanzliches Abführmittel, das die Schleimhaut nicht reizt. Er wirkt vielmehr mit einem Schleimstoff, der im Darm aufquillt, und mit Leinöl, das den Stuhl gleitfähiger macht. Die Anwendung: Anfangs morgens und abends jeweils 1 Eßlöffel voll in Joghurt, Müsli oder Apfelmus verrühren; nach einigen Wochen genügt zwar 1 Eßlöffel pro Tag, aber dieser ist weiterhin regelmäßig einzunehmen – und dazu muß reichlich getrunken werden: jeweils 1 großes Glas Wasser gleich nach dem Einnehmen. Nicht ganz so gut ist, was viele Menschen tun, nämlich den Leinsamen bereits vorher in Wasser quellen lassen; er kann das nun nicht mehr im Darm tun und wirkt deshalb etwas weniger.

Naturstoffe: Von Bittersalz bis Milchzucker

Neben den bereits genannten Mitteln und Methoden gibt es weitere natürliche Wirkstoffe, die eines gemeinsam haben: Sie nutzen sicher und sie schaden kaum, solange sie nur für kurze Zeit eingesetzt werden. Wenn es angebracht ist, wenden wir diese Naturstoffe zusätzlich bei der Behandlung an, und wir können sie auch für eine vernünftige Selbstmedikation empfehlen. Es sind vor allem die salinischen Abführmittel gegen Verstopfung, die Medizinalkohle gegen Durchfall, Milchzucker und Laktulose mit mehrfach guter Wirkung im Darm.

Die **salinischen Abführmittel** heißen so, weil Salze ihre Wirkstoffe sind, nämlich Natriumsulfat im Glaubersalz und Magnesiumsulfat im Bittersalz. Sie haben zwar einen unangenehmen Geschmack, wirken aber bestens durch Osmose: Weniger Flüssigkeit wird durch die Darmwand hindurch aufgenommen, also bleibt mehr Wasser im Stuhl zurück, so daß er weicher und voluminöser wird; das fördert die Darmbewegungen und darüber den Stuhlgang. Der große Vorteil der salinischen Abführmittel ist, daß sie die Darmwand weniger reizen und daß hinterher die Bakterien rasch wieder eine normale Darmflora schaffen. Glaubersalz und Bittersalz müssen mit reichlich Flüssigkeit verdünnt werden. So lassen sie sich nicht nur leichter einnehmen, sondern wirken auch schneller, und zwar binnen weniger Stunden. Mehr von den salinischen Abführmitteln als empfohlen anzuwenden, ist nicht besser, im Gegenteil: In höherer Konzentration setzt ihre abführende Wirkung erst nach zehn bis zwölf Stunden ein, und es wird sogar Wasser aus dem Körper in den Darm entzogen.

Medizinalkohle wird durch Verkohlung von pflanzlichen Materialien gewonnen. Sie ist eine sehr gute Hilfe in bestimmten Fällen von Durchfall, denn Medizinalkohle wirkt nicht nur stopfend, sondern vor allem absorbierend. Das bedeutet: Sie bindet in Magen und Darm sowohl chemische Gifte als auch Bakterien und deren Toxine (= Giftstoffe) an sich und entfernt diese aus den Körper. Sie leistet dabei Beachtliches: 1 Gramm Medizinalkohle absorbiert 1 Gramm organische Substanz.

Milchzucker (= Laktose) ist ebenfalls ein reines Naturprodukt. Der Säugling nimmt ihn als wichtiges Kohlenhydrat mit der Muttermilch zu sich. Auch später im Leben ist Milchzucker für die Gesundheit von Nutzen, speziell für den Darm. Wird Laktose eingenommen, gelangt sie unverändert durch den Dünndarm in den Dickdarm. Dort erst wird sie von den Bakterien in Glukose (= Traubenzucker) und Galaktose zerlegt sowie zu Milchsäure und Essigsäure abgebaut. Die Auswirkungen dessen sind für den Darm mehrfach gut.

- Für die Symbioselenkung: Die Bakterien werden nicht nur mit Nährstoffen versorgt; es wird auch ein saures Milieu geschaffen, in dem die Darmflora bestmöglich gedeiht.
- Gegen Verstopfung: Die Muskulatur des Darmes wird nicht nur zu mehr und kräftigeren Bewegungen angeregt; in ihm wird auch mehr Flüssigkeit zurückgehalten, so daß der Stuhl ein größeres Volumen einnimmt und letztendlich seine Ausscheidung beschleunigt wird.
- Zur Vorbeugung: Die Aufnahme von Mineralstoffen aus den Nahrungsmitteln durch die Darmschleimhaut ins Blut wird verbessert, so daß auch mehr Calcium zur Verfügung steht, um Knochenschwund durch Osteoporose abzuwenden.

Milchzucker für die medizinische Anwendung wird aus Molke gewonnen; davon sollten 1 bis 4 Eßlöffel über den Tag verteilt eingenommen werden.

Laktulose ist – ebenso wie die Laktose – ein sogenannter Zweifachzucker, und sie hat auch gleiche Wirkungen wie diese. Von besonderer Bedeutung ist Laktulose für die Behandlung von Lebererkrankungen (siehe auch S. 89), wenn das im Stoffwechsel anfallende giftige Ammoniak nicht mehr gänzlich in harmlosen Harnstoff umgewandelt wird. Sie läßt das Milieu im Darm saurer werden, so daß mehr Ammoniak mit dem Stuhl ausgeschieden wird, und sie vermindert die Zahl der fäulniserregenden Bakterien, so daß im Darm weniger Ammoniak entsteht; infolgedessen sinkt der Ammoniakgehalt des Blutes, wodurch die Leber in ihrer Arbeit entlastet und Schäden an Gehirn und Nerven verhindert werden. Laktulose wird in Form von Sirup eingenommen, der allerdings sehr süß schmeckt.

KAPITEL 4

Gesunder Darm, gesunder Mensch

Die große Bedeutung des Darmes für Gesundheit und Wohlbefinden des Menschen hat der österreichische Arzt Franz Xaver Mayr (1875–1965) sehr treffend in einem Satz zusammengefaßt: »Der Darm ist die Wurzel der Pflanze Mensch.« Tatsächlich ist der Darm die Wurzel, mit deren Hilfe sich der Mensch ernährt, also die Grundlage seines Daseins. Folgerichtig ist ein gesunder Darm die Voraussetzung für einen gesunden Menschen. Ist jedoch die Funktion des Darmes gestört, wird zwangsläufig der ganze Mensch in Mitleidenschaft gezogen.

Das geschieht, leider, immer öfter. Eine Bestätigung dafür geben die Betroffenen selbst, unter anderem in einer Umfrage des Instituts für Demoskopie Allensbach. Einem repräsentativen Querschnitt der Bewohner Westdeutschlands wurde zweimal die Frage gestellt: »Könnten Sie mir sagen, worunter Sie manchmal oder häufig leiden?« Mit »Magen- oder Darmbeschwerden« antworteten im Jahre 1989 noch 19 Prozent, im Jahre 1992 waren es bereits 24 Prozent – beinahe jeder vierte!

Dieser Trend gehört offensichtlich zu den Kehrseiten unserer Zivilisation. Unausgewogene Ernährung, psychische Belastungen, falsche Verhaltensweisen sind ganz sicher Faktoren, die heutzutage buchstäblich »auf den Darm schlagen«. Diesen Trend müssen wir aufgrund unserer Erfahrung im Schwarzwald Sanatorium Obertal bestätigen. Es kommen mehr Patienten mit Beschwerden im Bauchraum zu uns als früher.

Diese Beschwerden können sehr verschiedene Ursachen haben, die wir nicht nur mit einer gründlichen körperlichen Untersuchung, sondern darüber hinaus mit technischen Hilfsmitteln und mit aufwendigen Laborkontrollen abklären; in diesem Buch wollen wir uns auf die Erkrankungen des Darmes selbst beschränken. Diese können vielfältige Auswirkungen auf den gesamten Organismus haben, beispielsweise auf die Haut und die Gelenke ebenso wie auf die Psyche und auf den Stoffwechsel; auch das werden wir in den 16 Abschnitten dieses Kapitels an exemplarischen Fällen beschreiben. Bei der Behandlung ist es – ganz im Sinne von F. X. Mayr

– unser Ziel, das »Übel« Krankheit an der »Wurzel« Darm zu packen und darüber die »Pflanze« Mensch wieder ganz gesund zu machen; die folgenden Patientengeschichten sind gute Beispiele dafür.

Allergien: Damit Essen nicht länger dem Darm schadet

Mit jeder Mahlzeit nimmt der Mensch natürliche Nährstoffe zu sich, die ihm sehr gefährlich werden könnten – das tierische Eiweiß der Milch beispielsweise. Angenommen, nur einmal angenommen, es würde direkt in den Kreislauf injiziert, dann würde es mit einem »anaphylaktischen Schock« durch Zusammenbruch des Kreislaufs zum Tode führen. Weil normalerweise Milch getrunken wird, verhindert die sogenannte Darmschranke derart gefährliche Reaktionen. Dazu gehören die Enzyme, die bei der Verdauung (siehe S. 28) das tierische Eiweiß abbauen und in körperverträgliche Substanzen umbauen, sowie das Immunsystem des Darmes (siehe S. 16), das alle schädigenden Stoffe abwehrt; unterstützt werden diese Maßnahmen durch die nützlichen Bakterien der Darmflora (siehe S. 20).

Leider funktioniert diese Barriere im Darm nicht bei allen Menschen so gut. Sie kann allzu durchlässig sein, so daß unveränderte Bestandteile aus Nahrungsmitteln hindurchgelangen und im Körper des Menschen Unverträglichkeitsreaktionen auslösen. Werden gegen diese sogenannten Antigene spezifische Antikörper gebildet, besteht eine Allergie; fehlen diese Antikörper, handelt es sich um eine sogenannte Pseudoallergie. Für die Betroffenen selbst besteht zwischen beiden Verlaufsformen kein spürbarer Unterschied. Sowohl eine echte Allergie als auch eine Pseudoallergie gegen Bestandteile oder Zusätze von Nahrungsmitteln bewirkt, daß das Gewebshormon Histamin freigesetzt wird. In beiden Fällen hat das dieselben Folgen wie Entzündungen der Schleimhäute und Abfall des Blutdrucks, auch vermehrte Produktion von Magensaft und verstärkte Bewegungen des Darmes. Vom klinischen Bild her sind deshalb echte Allergie und Pseudoallergie nicht sofort zu unterscheiden.

Frau K. F., 51 Jahre, Mitbesitzerin einer Bäckerei, litt seit vier Jahren unter einer Nahrungsmittelunverträglichkeit und deren Folgen. Anfangs trat diese nur bei Sojabohnen und Produkten daraus auf. Wenige Stunden nach deren Verzehr hatte sie stets Beschwerden: Magendrücken und Bauchschmerzen, Blähungen sowie Durchfall, ausgelöst durch die verstärkten Darmbewegungen. Die Frau erkannte zwar bald die Zusammenhänge und verzichtete von nun an auf Soja. Wenig später aber traten dieselben Unverträglichkeitsreaktionen auf gegen Milch, gegen Nüsse und schließlich gegen Backwaren aus Weizenmehl.

Weil Frau K. F. nun immer weniger essen konnte, verlor sie immer mehr an Gewicht. Sie wurde zusehends schwächer und auch gänzlich mutlos, zumal der Besuch beim Hausarzt nicht die erhoffte Hilfe gebracht hatte. Dieser hatte eine Blutprobe im Labor auf die charakteristischen Abweichungen bei einer Allergie hin untersuchen lassen, vor allem auf erhöhte Werte der Antikörper vom Typ des Immunglobulin E. Weil diese nicht nachzuweisen waren, sprach er von einer Pseudoallergie und empfahl nur, weiterhin die auslösenden Nahrungsmittel wegzulassen. Damit gab die Patientin sich nicht zufrieden. Von einer Kundin erfuhr sie, daß wir im Schwarzwald Sanatorium Obertal viel Erfahrungen mit der Behandlung von Allergien haben, und deshalb kam sie zu uns.

Nach der gründlichen körperlichen Untersuchung veranlaßten wir ebenfalls Laborkontrollen des Blutes. Diese ergaben unter anderem eine Disharmonie des Immunsystems; es bestand ein Ungleichgewicht zwischen den »Helfer-Zellen«, die Abwehrreaktionen auslösen, und den »Suppressor-Zellen«, welche überschießende Reaktionen verhindern, und das führte zu einer erhöhten Reaktionsbereitschaft. Zudem mangelte es der Patientin an einigen Mineralstoffen und Spurenelementen; der Grund dafür waren die häufigen Durchfälle, welche die Aufnahme ausreichender Mengen von diesen Nährstoffen durch den Darm verhindert hatten.

Diese Befunde bestimmten einen Teil der Behandlung. Durch eine immunmodulierende Therapie mit Thymosand® (siehe S. 58) erreichten wir eine Harmonisierung des Immunsystems, so daß es bald nicht mehr übermäßig reagierte. Mit den sogenannten Säulen unserer Vital-Plus-Therapie (siehe S. 68) erhielt die Patientin in angepaßter Dosierung die fehlenden Mineralstoffe und Spurenelemente, so daß der Mangel daran beseitigt wurde.

Im weiteren Vorgehen gegen die Nahrungsmittelunverträglichkeit verordneten wir zunächst einige Fastentage (siehe S. 55), um den Darm zu entlasten. Gleichzeitig begannen wir mit einer Symbioselenkung (siehe S. 60), um eine Darmflora aus gesunden Bakterien aufzubauen und dadurch auch die Darmschranke zu stärken. Danach wurde die Patientin auf eine Aufbaukost umgestellt; das war nicht einfach, weil diese ja nur die Nahrungsmittel enthalten durfte, die noch verträglich waren, und das mußte vorsichtig geschehen, um den Darm nicht gleich wieder allzu sehr zu belasten. Es gelang, Frau K. F. hatte nach dem Essen keinerlei Beschwerden mehr, sie nahm wieder zu und fühlte sich rundum wohler.

Bei diesem Anfangserfolg mochten wir es nicht belassen, wir wollten dieser Patientin auf Dauer helfen. Mittel zu diesem Zweck war uns die »Rotationsdiät«. Deren Prinzip: Dasselbe Nahrungsmittel darf nur einmal innerhalb von vier Tagen verzehrt werden (z. B. Rindfleisch nach dem Sonntagsbraten frühestens wieder am Donnerstag, zwischenzeitlich sind Huhn oder Schaf oder Schwein erlaubt), eine Mahlzeit sollte aus höchstens vier verschiedenen Nahrungsmitteln bestehen, zum Trinken und Kochen dienen Quell- und Mineralwässer, alle aus mehreren Nahrungsmitteln zusammengesetzte Produkte werden weggelassen (wie Kuchen und Süßigkeiten). Der Nutzen der Rotationsdiät: Es wird von vornherein verhindert, daß sich unverträgliche Bestandteile von Nahrungsmitteln ansammeln und daß der Körper erneut mit Unverträglichkeitsreaktionen darauf antwortet; über längere Zeit kann sogar erreicht werden, daß zuvor unverträgliche Nahrungsmittel vom Organismus wieder toleriert werden. Frau K. F. nahm solch einen Ernährungsplan mit nach Hause und hielt diese Rotationsdiät auch dort genau ein. Das lohnte sich. Heute kann Frau K. F. sogar wieder Torte aus der eigenen Bäckerei essen, ohne Bauchschmerzen oder Durchfall davon zu bekommen – wofür sie uns sehr dankbar ist.

Sowohl bei einer echten Nahrungsmittelallergie als auch bei einer Unverträglichkeit von Nahrungsmitteln sind Diagnose und Therapie zwar Sache des erfahrenen Arztes. Es ist aber jedem Menschen möglich, solchen unerwünschten Reaktionen seines Körpers zumindest teilweise vorzubeugen, indem er vier Ratschläge befolgt:

1. Jede einseitige Ernährung vermeiden; selbst noch so gesunde und schmackhafte Gerichte können unverträglich werden, wenn sie im Übermaß verzehrt werden – am besten ist eine vollwertige Kost (siehe S. 38).

2. Nicht nur zubereitete Nahrungsmittel essen; regelmäßig die Kost mit ungekochtem, möglichst frisch geerntetem Obst und Gemüse anrichten – doch selbst davon nicht zuviel.

3. Wenigstens an einem Tag der Woche, besser noch an zwei bis drei, kein Fleisch essen, insbesondere keine Wurst. Noch besser ist es, wiederholt einige Wochen lang rein vegetarisch zu leben.

4. Mit der Lieblingsspeise den Körper nicht überfüttern, er könnte darauf mit einer Unverträglichkeit reagieren. Um das zu verhindern, sollte man alle vier Monate drei Wochen lang auf Leib-und-Magen-Gerichte verzichten und sich derweilen mit Nahrungsmitteln ernähren, die zu einer anderen Gruppe gehören; also statt Rindersteak zeitweilig Geflügel, Schaf- und Schweinefleisch, auch Fisch essen beziehungsweise statt Spaghetti solange Kartoffeln oder Reis als Beilage wählen.

Autointoxikation: Gift für die Leber

Zunächst sei der Begriff erklärt: Autointoxikation ist eine Selbstvergiftung durch Stoffwechselprodukte des eigenen Körpers. Eine Ursache kann das sogenannte Überwucherungssyndrom (siehe auch S. 25) sein, bei dem Bakterien aus dem Dickdarm über den Blinddarm hinaus in den Dünndarm vordringen und sich dort übermäßig vermehren. Die Folgen dessen sind sowohl lästig wie bei der Akne von Jugendlichen, über die wir zum Abschluß dieser Darstellung berichten werden, als auch störend für die Funktion lebenswichtiger Organe wie der Leber, wofür der folgende Fall beispielhaft ist.

Frau F. Q., 38, Steuerberaterin, war sich bewußt, daß sie nie ausgesprochen gesund gelebt hatte, sich zu einseitig ernährte und sich zu wenig bewegte. Bislang hatte sie das nie gestört. Seit einiger Zeit jedoch fühlte sie sich nicht mehr richtig wohl. Unter anderem deshalb, weil immer wieder Schmerzen im Unterbauch auftraten. Weil diese jedoch nach kurzer Zeit stets von allein vergingen, wurde auch nicht nach deren Ursache gesucht. So blieb nicht nur eine chronische bakterielle Entzündung des Wurmfortsatzes unentdeckt, sondern auch die bakterielle Überwucherung des Dünndarms (= Overgrowth-Syndrom).

Rätselhaft dagegen war ein Befund des Hausarztes: Frau F. Q. hatte eine leichte Leberschädigung, obgleich sie keinen Alkohol trank, keine leberschädigenden Medikamente einnahm und auch eine vorausgegangene Hepatitis (= Leberentzündung) ausgeschlossen werden konnte. Eine befriedigende Erklärung für diese Störung wurde nicht gefunden. Für die Patientin aber wurde diese Schädigung zu einem Warnsignal, und sie faßte den Entschluß, endlich gesünder zu leben. Der nächste Urlaub sollte der Vorsorge dienen; weil sie sich seit kurzem sehr für die Orthomolekulare Medizin interessierte (ein Zweig der Medizin, der sich mit dem Biochemiehaushalt des Menschen beschäftigt und Mangel oder Überproduktion mit bestimmten Nährstoffen behandelt) und deshalb auch unser Buch »Vital Plus« gelesen hatte, kam sie zu uns ins Schwarz-wald Sanatorium Obertal.

Die gründliche körperliche Untersuchung ergab keine Auffälligkeiten; zu der Zeit bestanden auch keine Schmerzen im Unterbauch, nach wie vor jedoch war die Leber etwas vergrößert. Die laborchemischen Untersuchungen des Blutes ergaben denn auch leicht erhöhte Leberwerte sowie einen Mangel an den Mineralstoffen Magnesium, Calcium, Zink und ein deutliches Mehr von dem Vitamin B_{12}. Bei der Kontrolle des Stuhls wurde eine Dysbiose der Bakterien der Darmflora (siehe S. 24) erkannt und etwas Fett im Stuhl.

Unsere Patientin war sehr erstaunt über diese Befunde. Seit der Lektüre von »Vital Plus« wußte sie, daß der Mensch vor allem durch Vollkornprodukte genügend von den B-Vitaminen zugeführt bekommt; sie jedoch ernährte sich überwiegend mit Weißbrot und dennoch hatte sie soviel Vitamin B_{12} im Blut. Wir konnten ihr diesen scheinbaren Widerspruch erklären, weil er uns zur richtigen Diagnose geführt hatte: Typisch für eine bakterielle Überwucherung des Dünndarms ist sowohl eine vermehrte Produktion des Vitamins B_{12} durch die Darmbakterien als auch eine vermehrte Aufnahme von Vitamin B_{12} ins Blut. Schädlich ist das erst bei extrem hohen Werten, doch solch ein Übermaß bestand bei Frau F. Q. nicht.

Das Überwucherungssyndrom hatte auch in diesem Fall noch weitere Auswirkungen. So wurden Gallensäuren und Gallensalze im Darm derart verändert, daß das Fett aus den Nahrungsmitteln nicht mehr gänzlich abgebaut werden konnte und deshalb etwas davon mit dem sogenannten Fettstuhl ungenutzt ausgeschieden wurde. Bedenklicher noch war eine andere Folge, nämlich die Autointoxikation: Unter der Einwirkung der Bakterien entsteht im Darm die sogenannte Lithocholsäure, die dessen Schleimhaut schädigt; infolgedessen ist die schützende Darmbarriere (siehe auch S. 85) gestört, so daß Bakterien und Schadstoffe aus dem Darm leichter in Blut und Lymphe vordringen; über die Pfortader gelangen sie in die Leber und führen dort zu Schäden. Diese Selbstvergiftung war die bislang unerkannte Ursache für die leichte Leberschädigung bei Frau F. Q. gewesen.

Dieses Krankheitsgeschehen verläuft häufig wie ein Teufelskreis: Die bakterielle Überwucherung des Darmes führt zu Schäden der Darmschleimhaut, die wiederum eine vermehrte Überwucherung des Darmes ermöglichen – und so weiter. Um den Teufelskreis zu durchbrechen, werden im allgemeinen Antibiotika angewendet. Weil bei dieser Therapie jedoch auch nützliche Bakterien im Dickdarm vernichtet werden und es insgesamt zu einer Störung des Gleichgewichts der Darmflora kommt, sollte unserer Ansicht nach zuvor der Versuch einer Behandlung mit natürlichen Mitteln und Methoden unternommen werden.

Nach diesem Grundsatz handelten und behandelten wir auch im Fall von Frau F. Q. Zunächst mit Heilfasten (siehe S. 55) für einige Tage, während derer Vitamine, Mineralstoffe, Spurenelemente mit den sogenannten Säulen unserer Vital-Plus-Therapie (siehe S. 67) zugeführt wurden, um die bestehenden Defizite auszugleichen und weiteren Mangel daran zu verhindern. Anschließend wurde mit einer Symbioselenkung (siehe S. 60) wieder eine gesunde Darmflora aufgebaut und gleichzeitig die Ernährung auf eine vollwertige, schlackenreiche Kost umgestellt; dazu gehörten ausreichende Mengen an Flüssigkeit, die durch Trinken von täglich mindestens 1½ Liter Mineralwasser und Gemüsesäften aufgenommen wurden. Diese natürliche Therapie hatte einen vollen Erfolg: Im Darm wurden wieder gesunde Verhältnisse geschaffen und die Autointoxikation dadurch beseitigt; das geschädigte Gewebe der Leber regenerierte sich, und die Leberwerte in den Blutproben normalisierten sich.

Währenddessen nutzte die Patientin die günstigen Gelegenheiten zum Schwimmen im Schwarzwald Sanatorium Obertal und zu ausgedehnten Wanderungen in der Umgebung. Als sie uns schließlich verließ, da hatte Frau F. Q. nicht nur zu Recht das Gefühl, ihre Gesundheit wiederhergestellt, sondern auch noch einen erholsamen Urlaub verlebt zu haben.

Übrigens: Dieselbe Autointoxikation, die in diesem Fall zu einer

Leberschädigung geführt hatte, kann schuld sein an Unreinheiten der Haut bis hin zur Akne bei Jugendlichen. Auffallend häufig betroffen davon sind die Mädchen und Jungen der »Fast-Food-Generation«, die sich bevorzugt mit Hamburger oder ähnlicher Fertigkost und daher falsch ernähren. Auch bei ihnen kann der Darm derart geschädigt werden, daß es zu einer bakteriellen Überwucherung kommt und darüber zur Selbstvergiftung. Auch ihnen ist deshalb mit denselben Mitteln unserer Sechs-Phasen-Therapie zu helfen: Heilfasten, Symbioselenkung und Umstellung auf eine vollwertige Kost lassen die Haut im Gesicht wieder rein und sauber werden.

Blähungen: Nicht bloß eine Bagatelle

Gase sind ständig im Darm. Nur ein Teil von ihnen entsteht allerdings dort; mehr kann von außen hineingelangen, und zwar durch ein übermäßiges, krankhaftes Luftschlucken. »Aerophagie« ist der medizinische Begriff hierfür, was wörtlich »Luftfresserei« bedeutet.

Jeder Mensch schluckt beim Essen und Trinken auch ein wenig Luft, zusätzlich besonders viel mit kohlensäurehaltigen Getränken. Manche Menschen nehmen unbewußt wiederholt größere Mengen von Luft in sich auf. Diese Aerophagie ist häufig bei Nervosität und Streß, auch bei schnellem Sprechen und hastigem Essen. Sie kann eine Folge sein von schlecht sitzendem Zahnersatz und von ständigem Kaugummikauen, weil vermehrt abgesonderter Speichel zu häufigerem Hinunterschlucken zwingt, sowie vom Rauchen (vor allem mit Pfeifen), bei dem Luft nicht nur in die Lungen gelangt. Der größte Teil der verschluckten Atemluft wird zwar vom Magen durch Aufstoßen wieder hinausbefördert, aber etwas gelangt weiter in den Dünndarm. Im Darm selbst entstehen Gase an verschiedenen Stellen und auf unterschiedliche Weise. Im Dünndarm wird Kohlendioxid gebildet bei der Reaktion von Magensäure mit den Bikarbonaten, die sowohl mit Nahrungsmitteln aufgenommen werden als auch in den Sekreten aus Bauchspeicheldrüse, Galle, Darm enthalten sind; zudem fällt das Gas an, wenn Nahrungsfette in die einzelnen Fettsäuren zerlegt werden.

Im Dickdarm werden die nicht resorbierbaren Kohlenhydrate, die vom Dünndarm nicht zu verwerten sind, von den Bakterien der Darmflora abgebaut (siehe S. 20); dabei entstehen Wasserstoff, Kohlendioxid, Methan. Je mehr unverdauliche Stärke in den Nahrungsmitteln enthalten ist, desto mehr Gase werden gebildet. Das ist der Grund dafür, weshalb es bei Zugabe von Weizenkleie und anderen Ballaststoffen zumindest anfangs zu Blähungen kommt; dasselbe kann der Fall sein bei vermehrtem Verzehr von Haferflocken und Vollkornbrot (nicht jedoch bei Weißbrot, weil die Kohlenhydrate aus dessen Mehl vom Dünndarm resorbiert werden). Die wohlbekannte blähende Wirkung von Hülsenfrüchten wie Bohnen ist darauf zurückzuführen, daß in ihren Schalen die unverdaulichen Kohlenhydrate Stachiose und Raffinose enthalten sind.

Alles in allem entstehen im Darm eines gesunden Menschen täglich, abhängig von seiner Ernährung, zwischen 0,4 Liter bis 2,4 Liter Gase. Ein Teil von ihnen wird an Ort und Stelle verwertet; es gibt im Dickdarm nicht nur Bakterien, die Wasserstoff produzieren, sondern auch solche, die Wasserstoff verbrauchen. Ein weiterer Anteil wird vom Blut aufgenommen, zur Lunge transportiert und über diese abgeatmet; schlechter Mundgeruch kann hierin seine Ursache haben. Der Rest der Darmgase verläßt als sogenannter Flatus den Körper auf natürlichem Wege; etwa 13 solcher »Winde« pro Tag sind normal, haben amerikanische Mediziner ganz genau gemessen.

Mehr Darmgase als gewöhnlich können entstehen, wenn ein Mensch zuviel Atemluft verschluckt beziehungsweise reichlich Ballaststoffe verzehrt, wenn die Zusammensetzung seiner Darmflora gestört ist (Antibiotika vernichten insbesondere die Bakterien, die Wasserstoff verbrauchen) oder wenn es ihm an Enzymen mangelt, so daß er bestimmte Nahrungsbestandteile wie Milchzucker nicht richtig verwerten kann (ein solcher Laktasemangel besteht bei schätzungsweise jedem siebten Erwachsenen hierzulande). Weil jedoch auch bestimmte Erkrankungen dahinterstecken können, von Darmgeschwüren über Unverträglichkeit von Gluten (siehe S. 128) bis Leberzirrhose, sollte jeder Betroffene gründlich vom Arzt untersucht werden, wenn Blähungen lange und unverändert bestehen.

Mehr Darmgase als gewöhnlich können Flatulenz und Meteorismus sowie das Roemheld-Syndrom verursachen. **Flatulenz**, das ist der vermehrte Abgang von Winden; diese Blähungen sind nicht nur unangenehm, sondern auch sehr lästig, etwa bei der Arbeit auf engem Raum mit anderen.

Meteorismus ist der Fachbegriff für den Blähbauch. Wer davon betroffen ist, der klagt über einen aufgetriebenen und gespannten Leib, insbesondere nach dem Essen, über Völlegefühl, Unwohlsein und Bauchschmerzen, über häufigeres Aufstoßen, vermehrten Abgang von Winden, hörbare Darmgeräusche wie ein »Plätschern im Bauch«. Übrigens: Bei Menschen mit einem »überempfindlichen Darm« kann Meteorismus bereits bei normalen Mengen an Gasen auftreten.

Das **Roemheld-Syndrom** (es heißt so nach einem deutschen Internisten) schließlich ist eine Besonderheit und ein Beispiel dafür, daß Blähungen noch weitgehend wenig bekannte Folgen haben können. Im Schwarzwald Sanatorium Obertal haben wir solch einen Fall erlebt.

Frau W. E., 57 Jahre, Hausfrau, kam bereits seit einigen Jahren regelmäßig zu uns. Anlaß dazu waren immer wieder auftretende Infektionen der oberen Luftwege aufgrund einer Schwäche des Immunsystems. Wir behandelten sie mit Thymosand® (siehe S. 58); diese immunregulierende Therapie zeigte insofern Erfolg, als die Patientin nicht mehr so häufig wie früher an Bronchitis erkrankte.

Bei ihrem letzten Aufenthalt fragten wir, wie üblich, Frau W. E. nach weiteren Beschwerden. Diesmal berichtete sie uns, daß sie seit einiger Zeit immer wieder Herzschmerzen habe. Eine Untersuchung durch den Hausarzt hatte keinerlei körperliche Ursachen dafür ergeben, so daß er von »funktionellen Herzbeschwerden« sprach und meinte, daß diese nicht eigens behandelt werden müßten. Die Beschwerden jedoch blieben und mit ihnen ein großes Unbehagen bei Frau W. E., die zudem sehr nervös war.

Wir untersuchten die Patientin daraufhin. Sie hatte, trotz Übergewicht, einen guten Allgemeinzustand. Eine erste Abweichung entdeckten wir beim Abhorchen der Lungen – das Zwerchfell links stand etwas hoch. Beim Beklopfen fand sich ein weiterer Hinweis – eine vermehrte Luftfüllung im Bereich des linken Oberbauches. Es bestand ein auffälliger Blähbauch mit vermehrten Darmgeräuschen.

Während der Untersuchung war die Patientin sehr nervös, und sie klagte über einen zunehmenden Druck in der Herzgegend mit stärker werdenden Herzschmerzen. Wir fertigten deshalb ein EKG (= Elektrokardiogramm) an; aus dieser Aufzeichnung der Herzströme war ersichtlich, daß das Herz in seiner Lage zwar etwas verschoben (= Herzachsenverschiebung), ansonsten aber ganz gesund war. Allein dieser Befund bedeutete für Frau W. E. eine deutliche Erleichterung, und er bewirkte, daß die Patientin mehrfach aufstoßen konnte. Schließlich zeigte eine sonographische Untersuchung mit Hilfe von Ultraschall deutlich, daß sich nicht nur im Magen viel Luft angesammelt hatte, sondern daß auch der Dickdarm vermehrt mit Gasen gefüllt war, insbesondere im Bereich des linken Oberbauchs.

Ursache dessen war eine ausgeprägte Aerophagie aufgrund der großen Nervosität der Patientin, und seine Folge war ein Roemheld-Syndrom: Der aufgeblähte Magen und Darm drängten die linke Seite des Zwerchfells nach oben, sie verlagerten dadurch das Herz und lösten die Herzschmerzen aus (diese entstehen sehr wahrscheinlich durch einen Reflex, der die Durchblutung des Herzmuskels verringert). Wegen dieser Zusammenhänge wird die Erkrankung auch »enterocardialer Symptomenkomplex« genannt, wobei »entero« für »Darm« und »cardial« für »Herz« steht. Auch das

Roemheld-Syndrom ist am erfolgreichsten zu behandeln, indem man seine Ursachen beseitigt. Wir taten das.

Mit einer individuellen Atemtherapie erlernte die Patientin, künftig das übermäßige Luftschlucken zu vermeiden; mit Hilfe des Autogenen Trainings (siehe S. 46) gelang es ihr, ruhiger zu werden und bedeutend weniger nervös zu sein. So wurde in diesem Falle die Aerophagie als wichtigste Ursache für die Herzschmerzen durch den Blähbauch ausgeschaltet.

Mit dem Heilfasten (siehe S. 55) wurde das Übergewicht der Patientin abgebaut, das indirekt an ihren Beschwerden beteiligt gewesen war. Zugleich führten wir eine Symbioselenkung (siehe S. 60) durch, um eine gesunde Darmflora zu schaffen. Zusätzlich verabreichten wir die Mittel unserer Vital-Plus-Therapie (siehe S. 67), um einen Mangel an Vitaminen, Spurenelementen sowie Mineralstoffen zu verhindern beziehungsweise auszugleichen. Unmittelbar nach dem Heilfasten erhielt die Patientin eine angepaßte Aufbaudiät; allmählich wurde sie umgestellt auf eine vollwertige Kost mit einem relativ hohen Anteil an pflanzlichen Nahrungsmitteln und mit genau bemessener Kalorienzahl, um das neue Gewicht zu halten.

Zur Unterstützung aller Maßnahmen nutzten wir noch die Seropunktur (siehe S. 72), welche die Funktion der wichtigen Verdauungsorgane anregt und harmonisiert. Dieses Programm im Rahmen unserer Sechs-Phasen-Therapie hatte den beabsichtigten Erfolg: Durch die Behandlung des Darmes wurde Frau W. E. von ihren Herzschmerzen befreit.

So weit, so gut. Was jedoch kann jedermann zu Hause tun, um nicht länger von Blähungen gequält zu werden?

▷ **Übermäßiges Luftschlucken verhindern.** Durch Maßnahmen zur Entspannung wie Autogenes Training, das allerdings unter sachkundiger Anleitung erlernt werden muß. Durch mehr Ruhe bei Tisch, wozu es gehört, langsam zu essen, gründlich zu kauen und nicht zwischendurch, sondern erst hinterher etwas zu trinken – grundsätzlich keine kohlensäurehaltigen Getränke, viel besser sind stille Mineralwasser. Durch Verzicht aufs Rauchen und auf Kaugummis, durch Korrektur des Sitzes von Zahnprothesen.

▷ **Blähende Nahrungsmittel meiden.** Als Hilfsmittel bei der Auswahl mag diese Einteilung helfen:
Stark blähend sind Bohnen und andere Hülsenfrüchte, Zwiebeln, Sellerie, Birnen, Bananen, frisches Brot, Weizenkleie, Milch und Milchprodukte (bei Unverträglichkeit).
Mäßig blähend sind Äpfel, Auberginen, Brot, Nudeln, Kartoffeln, Zitrusfrüchte.
Wenig blähend sind Eier, Geflügel, Fisch; Avocado, Blumenkohl, Gurken, Salat, Spargel, Zucchini; Reis, Grahambrot, Cornflakes, Popcorn.
Häufigere, kleinere Mahlzeiten lassen erfahrungsgemäß weniger Darmgase entstehen. Bei Nahrungsmittelunverträglichkeiten muß selbstverständlich die verordnete Diät eingehalten werden, und bei einem Laktasemangel ist auf Milch und Milchprodukte zu verzichten; Ausnahmen von dieser Regel können Sauermilchprodukte wie Joghurt sein, weil diese verträglicher sind.

▷ **Hausmittel anwenden.** Beispielsweise Bauchmassage (siehe S. 48) und Leberwickel (siehe S. 78), welche die Beschwerden durch Blähungen mindern, oder einen Tee aus Heilpflanzen, der nach folgendem Rezept zubereitet wird: Früchte von Anis oder Fenchel oder Kümmel gut zerdrücken, 1 Teelöffel davon mit 1 Tasse kochendem Wasser übergießen, 10 Minuten lang ziehen lassen, warm trinken, mehrmals täglich eine Tasse. Von guter Wirkung ist auch dieser sogenannte Vier-Winde-Tee: Je 25 Gramm Kümmel- und Fenchelfrüchte, Pfefferminzblätter, Kamillenblüten mischen; 1 bis 2 Teelöffel von dieser Mischung mit 1 Tasse kochendem Wasser übergießen, 10 Minuten lang ziehen lassen, möglichst warm trinken, mehrmals täglich eine Tasse.

▷ **Medikamente einnehmen.** Jedoch nur dann, wenn andere Maßnahmen nicht den gewünschten Erfolg haben, und nur solche, die keine unerwünschten Nebenwirkungen haben. Das gilt für die Medizinalkohle (siehe S. 81) und auch für den Wirkstoff Simethicon. Dieser »Entschäumer« bewirkt im Darm, daß aus vielen kleinen Gasbläschen eine große Blase wird, deren Inhalt leichter durch die Darmwand hindurch ins Blut aufgenommen und schließlich über die Lungen abgeatmet wird. Abführmittel sind strikt verboten, weil sie auch bei Blähungen das Übel nur noch verschlimmern würden.

Weitere Medikamente sind nur nach Absprache mit dem Arzt und genau nach seinen Anweisungen einzunehmen, etwa Enzyme (siehe auch S. 73) bei einer Pankreasinsuffizienz (= unzureichende Leistung der Bauchspeicheldrüse), für die vermehrte Blähungen ein charakteristisches Symptom sind.

Candidiasis: Pilze aus dem Darm machen den ganzen Körper krank

Den Namen dieser Krankheit kennen weitaus weniger Menschen, als unter ihren Folgen leiden. Candidiasis ist eine Erkrankung durch den Hefepilz Candida albicans. Davon sind, wie Experten schätzen, bis zu 30 Prozent aller erwachsenen Frauen und etwas weniger Männer betroffen. Sie haben deshalb, mehr oder weniger ausgeprägt, die verschiedenartigsten Beschwerden wie Verdauungsstörungen und Hautkrankheiten (siehe S. 135), Juckreiz und Harnwegsinfektionen (siehe S. 139), Mißstimmung und Schlafstörungen, um nur einige Beispiele zu nennen.

Der Erreger Candida albicans trägt seinen lateinischen Namen nach seinem Aussehen: »candidus« bedeutet »glänzend« und »albicans« heißt »weißmachend«. Der runde Hefepilz gehört zwar nicht von Natur aus in den Darm des Menschen, mittlerweile aber ist er bei mindestens 75 Prozent aller Mitteleuropäer dort nachzuweisen, wie

Untersuchungen von Mykologen (das sind die Spezialisten für Mykosen, also Pilzerkrankungen) ergeben haben. Für einen gänzlich gesunden Menschen bedeutet Candida albicans keine Gefahr. Er wird von den nützlichen Bakterien der Darmflora (siehe S. 20) sowie vom Immunsystem des Darmes (siehe S. 16) in Schach gehalten und sogar geduldet als sogenannter Kommensale, als harmloser Mitbewohner. Gänzlich harmlos jedoch ist der Hefepilz nicht. Er gibt sich lediglich angepaßt, wartet als Opportunist nur auf seine Chance. Und diese kommt, sobald die Darmflora gestört und das Immunsystem geschwächt ist. Dann kann sich Candida albicans ungehemmt vermehren, sich mit einer sogenannten opportunistischen Infektion selbst über den Körper ausbreiten oder seine Giftstoffe mit dem Kreislauf in andere Organe senden und so den Menschen an der Stelle krank machen, an der seine Widerstandsfähigkeit am geringsten ist – daher die Vielfalt der Symptome.

Candida albicans ist eine Zivilisationskrankheit; das heißt, ihre Häufigkeit ist auch abhängig von Umständen, mit denen wir leben. Daß sie immer häufiger geworden ist, läßt sich insbesondere auf drei Faktoren zurückführen:

1. Auf die routinemäßige, nicht immer nötige und oft allzu lange Anwendung von Breitband-Antibiotika. Diese Medikamente gegen Bakterien töten nicht nur gesundheitsgefährdende Krankheitserreger, sondern vernichten auch nützliche Darmbewohner; damit entfällt ein natürliches Hemmnis für die Hefepilze. Darüber hinaus wird ihre Vermehrung sogar gefördert; denn Candida albicans gehört zu den sogenannten Saprophyten, die sich von toter Substanz ernähren, auch von toten Bakterien. Übrigens: Andere Medikamente, zu denen das Kortison und die Anti-Baby-Pille gehören, begünstigen auf andere Weise ebenfalls die Ausbreitung dieser Hefepilze.
2. Auf schädigende Einwirkungen aus der Umwelt, welche auf Dauer die körpereigenen Abwehrkräfte schwächen. Dazu gehören sowohl Chemikalien aller Art, mit denen sich das Immunsy-

stem ständig auseinandersetzen muß, als auch Streß, Konflikte und weitere psychische Belastungen, die dessen Harmonie und Regulation stören. Davon bleibt das spezifische Immunsystem des Darmes nicht verschont. Je schwächer es wird, desto weniger Widerstand kann es auch den Hefepilzen entgegensetzen, und desto wahrscheinlicher wird eine Candidiasis.

3. Auf veränderte Ernährungsgewohnheiten. Vor allem auf die Tatsache, daß der Durchschnittsverbraucher heutzutage etwa 70mal mehr raffinierten Zucker verzehrt als seine Vorfahren zu Beginn des Jahrhunderts. Zucker und andere Kohlenhydrate jedoch sind buchstäblich ein gefundenes Fressen für die Pilze. Wer gern und reichlich Süßes ißt, der schafft damit in seinem Körper geradezu einen Nährboden für Pilze; rein rechnerisch können sich einige Pilzarten unter diesen Umständen alle 20 Minuten verdoppeln, so daß aus einem einzigen Pilz über Nacht acht Millionen Pilze werden – falls Darmflora und Immunsystem das nicht verhindern.

Die Kenntnis dieser drei begünstigenden Faktoren birgt zugleich die Möglichkeit von vorbeugenden Maßnahmen gegen die Candidiasis, nämlich:

▷ **Nur dann Antibiotika einsetzen, wenn deren Nutzen für die Gesundheit den Schaden im Darm aufwiegt,** und sogleich mit Hilfe einer Symbioselenkung (siehe S. 60) sowie mit Unterstützung durch eine vollwertige Ernährung (siehe S. 64) dort wieder eine normale Darmflora aufbauen.

▷ **Das geschwächte Immunsystem stärken** (wie wir das durch unsere immunmodulierende Therapie mit Thymosand® tun, siehe S. 58); die Schädigung der körpereigenen Abwehrkräfte zumindest begrenzen, und zwar sowohl die durch Chemikalien aus der Umwelt (dagegen helfen die sogenannten antioxidativen Vitamine E und C unserer Vital-Plus-Therapie, siehe S. 67) als auch die durch Streß im Beruf und psychische Belastungen (wofür das Autogene Training zu empfehlen ist, siehe S. 46).

▷ **Den Hefepilzen ihren Nährboden entziehen,** indem die Ernährung nach diesen Grundregeln umgestellt wird: Überhaupt keine Nahrungsmittel mehr mit hohem Zuckergehalt (wie Torten und Süßigkeiten), möglichst wenig hefehaltige Speisen und Getränke (u. a. alle Backwaren aus Hefeteig), nicht allzuviel Käse verzehren und Alkoholika (Bier, Wein, Sekt) trinken sowie alle Nahrungsmittel meiden, die Essig enthalten (z. B. Ketchup); verträglicher jedoch ist Obstessig.

Weil diese Maßnahmen zur Vorbeugung kaum konsequent verwirklicht werden, können Hefepilze aus dem Darm immer mehr Menschen krank machen. Weil selbst viele Ärzte noch immer nicht dieses Krankheitsgeschehen berücksichtigen, wird die Diagnose »Candidiasis« zu selten gestellt; zwangsläufig wird solch ein Patient nicht optimal behandelt und deshalb auch nicht gesund. Wir kennen viele solcher Fälle, hier einer davon.

Frau J. M., 36 Jahre, Verkäuferin, krankte schon seit Jahren. Sie hatte andauernde Kopfschmerzen, Durchfälle abwechselnd mit Verstopfung sowie immer wiederkehrende, krampfartige Bauchschmerzen. Wegen des Umgangs mit den Kunden empfand sie ihren üblen Mundgeruch und die heftigen Blähungen als besonders lästig.

Wegen dieser Beschwerden war Frau J. M. bereits bei ihrem Hausarzt gewesen – ohne Erfolg. Sie hatte daraufhin andere Ärzte aufgesucht, war von Kopf bis Fuß untersucht worden und hatte doch denselben Bescheid erhalten – keinerlei Auffälligkeiten. Ihr Zustand besserte sich nicht, es kamen sogar neue Symptome hinzu. Vor allem krampfartige Schmerzen in der linken Brust und Unregelmäßigkeiten der Herztätigkeit beunruhigten die Frau sehr; mal folgten die Herzschläge sehr schnell aufeinander, dann wiederum traten deutliche Pausen im Herzschlag ein. Als sie deswegen erneut zum Hausarzt kam, schlug derweilen ihr Herz ganz normal; auch die Aufzeichnung der Herzströme mit einem Elektrokardiogramm (= EKG) ergab keinerlei Abweichungen. Körperlich ganz gesund, lautete denn auch der Befund, sehr wahrscheinlich ist eine gewisse psychische Labilität die eigentliche Ursache der Beschwerden. Deshalb wurde Frau J. M. in eine Fachklinik für psychosomatische Erkrankungen überwiesen; dort werden seelisch bedingte körperliche Erkrankungen mit Mitteln und Methoden der Psychotherapie behandelt. Der Patientin gefiel es dort zwar recht gut, die Beschwerden aber hielten unvermindert an.

Frau J. M. fühlte sich krank und kein Arzt wußte, warum. So war ihr Zustand, als sie zu uns ins Schwarzwald Sanatorium Obertal kam. Das ärztliche Gespräch und die gründliche Untersuchung bestätigten zwar die Befunde vom Hausarzt, wir aber dachten an die Möglichkeit einer Candidiasis und suchten nach weiteren Anzeichen dafür. Wir entdeckten eines, das eindeutig in diese Richtung wies: weißliche, fleckenartige Beläge auf der Mundschleimhaut. Ein Abstrich von dort sowie die Untersuchung des Stuhlganges erbrachten Gewißheit: Candidiasis!

Zur Behandlung verabreichten wir ein sogenanntes Antimykotikum, dessen Wirkstoffe die Hefepilze im Körper direkt bekämpft. Gleichzeitig führten wir eine Symbioselenkung zum Aufbau einer gesunden Darmflora durch sowie unsere immunmodulierende Therapie mit Thymosand® zur Stärkung des Immunsystems.

Zusätzlich verordneten wir eine Anti-Pilz-Diät, um den Erregern den Nährboden für weiteres unmäßiges Wachstum zu entziehen. Für kurze Zeit bekam die Patientin eine Kost, die kaum Kohlenhydrate enthielt; gleich morgens erhielt sie milchsäuregegärtes Sauerkraut, das erfahrungsgemäß in solchen Fällen gut tut. Danach wurde Gemüse wieder zugelegt (verträglich sind alle Kohlsorten, Brokkoli, Karotten, Rote Bete, Rüben, Salate, Spargel, Spinat, Tomaten sowie Kartoffeln und Naturreis), später auch wieder Obst und Südfrüchte (bevorzugt Ananas, Aprikosen, alle Beerensorten, Orangen, Pampelmusen, Pfirsich, Pflaumen, Trauben, während Äpfel, Bananen, Birnen, Kirschen, Nektarinen eher vorsichtig zu genießen sind). Weiterhin zu meiden sind grundsätzlich Zucker, auch Honig und Süßigkeiten aller Art, Produkte aus Weißmehl, Fruchtsäfte und süße Limonaden.

Diese Anti-Pilz-Diät mag zwar sehr restriktiv erscheinen, aber Frau J. M. kam ganz gut damit zurecht; zum Beispiel morgens mit Joghurt und frischem Obst, mittags mit Lammkotelett mit Brokkoli, abends mit einem gemischten Salat mit Thunfisch. Dennoch war sie anfangs nicht zufrieden mit unserer Therapie. Sie fühlte sich während der ersten Tage nicht etwa besser, sondern sogar noch schlechter als zuvor. Diese sogenannte Erstverschlechterung ist in der Naturheilkunde wohlbekannt und eigentlich ein gutes Zeichen dafür, daß die Behandlung zu wirken beginnt. Das gilt auch für den Fall einer Candidiasis. Weil plötzlich viele Hefepilze absterben, werden kurzzeitig mehr von ihren Giftstoffen frei und verschlimmern die Beschwerden. Ist diese Phase überstanden, folgt die Zeit der Besserung. Das kann unsere Patientin aus eigener Erfahrung nun bestätigen. Bereits nach einer Woche fühlte sie sich nicht mehr krank, und als sie uns nach drei Wochen verließ, da fühlte sie sich sogar »wie neugeboren«.

Zu diesem Wohlbefinden hatte eine weitere Maßnahme der Behandlung beigetragen. Die laborchemische Untersuchung einer Blutprobe hatte Abweichungen bei wichtigen Mineralstoffen ergeben: ausgeprägter Mangel an Magnesium, leichter Mangel an Calcium, Kalium im Normbereich, Phosphor extrem erhöht. Dieses Ungleichgewicht war die Ursache gewesen für die Unregelmäßigkeiten des Herzschlages. Mit den vier Säulen der Vital-Plus-Therapie (siehe S. 67) konnte ein Ausgleich wiederhergestellt werden; sobald das erreicht war, funktionierte auch das Herz der Patientin wieder normal.

Frau J. M. kam ein Jahr später erneut zu uns ins Schwarzwald Sanatorium Obertal. Nicht zur Behandlung, denn sie hatte die Anti-Pilz-Diät weiterhin eingehalten, wenngleich nicht mehr ganz so streng, und sie fühlte sich nach wie vor gesund. Vielmehr kam sie zur Vorbeugung, um mit Hilfe der Symbioselenkung und der Thymosand-Therapie eine Rückkehr der Candidiasis von vornherein zu verhindern.

Chronische Darmentzündungen: Wieder leben ohne Beschwerden

Sie sind zwar wenig bekannt, aber keineswegs selten, die chronisch entzündlichen Darmerkrankungen Morbus Crohn und Colitis ulcerosa. Mindestens jeder tausendste Deutsche leidet bereits daran, das sind mehr als 80 000 Patienten, und in jedem Jahr kommen hierzulande schätzungsweise 4000 Fälle neu hinzu.

Morbus Crohn ist eine Entzündung, die vor allem im Dünndarm auftritt, aber auch den Dickdarm erfassen kann. Sie wurde nach dem amerikanischen Arzt Burril B. Crohn benannt, der sie als erster beschrieben hat. Er selbst bezeichnete diese Krankheit als »Ileitis regionalis« (= begrenzte Entzündung des unteren Dünndarms) und kennzeichnete damit deren Eigenart, immer nur begrenzte Abschnitte des Darmes zu entzünden, die nicht miteinander verbunden sind. Am häufigsten betroffen vom Morbus Crohn ist der letzte Teil des Dünndarms, das sogenannte terminale Ileum.

Colitis ulcerosa ist eine geschwürige Entzündung des Dickdarms (= Colon). Fast immer ist der Mastdarm als dessen letzter Abschnitt davon erfaßt, mitunter auch der gesamte Dickdarm. Diese chronisch entzündlichen Darmerkrankungen haben manche Gemeinsamkeiten, jedoch auch charakteristische Eigenheiten. Gemeinsam ist ihnen, wie ihre Bezeichnung bereits besagt, daß sie chronisch verlaufen, also langandauernd sind, und zwar das Leben lang. Das bedeutet allerdings kein ständiges Kranksein, sondern einen Verlauf in Schüben: Intervalle, in denen die Beschwerden für Monate völlig verschwunden sind (= Remission), wechseln mit Phasen, in denen die Entzündung wieder voll aufflammt (= Rezidiv). Das Bemühen der Ärzte ist es, diese Zeiten der Remission möglichst lange auszudehnen, damit der Patient ein quasi gesundes Leben führen kann. Wie gut das möglich ist, beweisen zwei Fälle aus unserer Praxis im Schwarzwald Sanatorium Obertal, die wir gleich schildern werden.

Völlig heilbar sind weder Morbus Crohn noch Colitis ulcerosa, weil ihre eigentlichen Ursachen trotz intensiver Forschung noch nicht hinreichend genug bekannt sind. Das Entstehen auch dieser Krankheiten ist offensichtlich ein Geschehen, an dem verschiedenste Faktoren mitbeteiligt sind. Indizien sprechen unter anderem für eine angeborene Veranlagung und weisen auf eine einseitige Ernährung mit zu wenig Faserstoffen hin, die insbesondere schuld daran sein soll, daß Morbus Crohn in den vergangenen zwanzig Jahren um das Fünffache häufiger geworden ist.

Psychische Faktoren sind ebenfalls von Bedeutung. Psychische Störungen in der Wahrnehmung von Gefühlen sowie in der Beziehung zum Partner sollen ursächlich an der Entstehung der chronisch entzündlichen Darmerkrankungen beteiligt sein, was allerdings nicht unumstritten ist. Einig jedoch ist man sich darin, daß psychische Belastungen, etwa durch Streß im Beruf und bei Kummer in der Familie, bei einer bereits bestehenden Darmerkrankung einen neuen Schub der Entzündung auslösen können.

Immer deutlicher wird, daß das Immunsystem die Schlüsselrolle in diesem Krankheitsgeschehen spielt. Im entzündeten Darm von Patienten sind Antikörper nachzuweisen, die sich gegen Antigene von dessen Schleimhaut richten; zudem befindet sich das intestinale Immunsystem des erkrankten Darmes in einem Zustand erhöhter Aktivität. Diese Befunde bestätigen die Annahme, daß sowohl Morbus Crohn als auch Colitis ulcerosa sogenannte Autoimmunerkrankungen sind, bei denen körpereigene Abwehrkräfte fehlgeleitet sind und statt Krankheitserreger und Krebszellen nun gesundes Gewebe des eigenen Organismus angreifen und zerstören, in diesem Fall Schleimhaut und Wand des Darmes. Folgen dieser Fehlleitung sind die chronischen Entzündungen, die je nach ihrem Sitz im Darm charakteristische Symptome haben.

Morbus Crohn macht anfangs relativ wenig Beschwerden; hin und wieder treten unbestimmte Bauchschmerzen auf, gelegentlich Übelkeit bis hin zum Erbrechen. Im weiteren Verlauf kommt es zu Durchfällen (unter anderem deshalb, weil Gallensäuren nicht wieder vom unteren Dünndarm aufgenommen werden und dort die Schleimhaut reizen), zu Bauchschmerzen (die kolikartig und nach dem Essen am schlimmsten sind), zu Gewichtsverlust (weil von der entzündeten Schleimhaut nicht mehr genügend Nährstoffe aufgenommen werden können, was auch für bestimmte Vitamine, Spurenelemente und Mineralstoffe gilt, und weil mit den Durchfällen viele von ihnen ungenutzt verlorengehen).

Colitis ulcerosa führt zu blutig-schleimigen Durchfällen; je mehr vom Dickdarm entzündet ist, desto heftiger und häufiger sind diese (weil nun dort viel weniger Wasser resorbiert und mehr mit den Nahrungsmittelresten ausgeschieden wird). Ist nur der Mastdarm betroffen, kann der Stuhlgang zwar fester sein, er wird aber stets Blutspuren haben. Infolge der ständigen leichten Blutverluste aus den Darmgeschwüren kann allmählich eine Blutarmut (= Anämie) entstehen, häufiger noch als beim Morbus Crohn. Ebenso wie bei diesem kommt es zu einem Mangel an lebensnotwendigen Nährstoffen.

Beide Entzündungen müssen nicht auf den Darm begrenzt sein, sie können darüber hinaus Auswirkungen auf andere Organe haben. Bei etwa 60 Prozent der Patienten kommt es zu derartigen »extraintestinalen Manifestationen«. Das sind vor allem Entzündungen in Gelenken (= Mon- oder Oligoarthritis), die sogenannte Knotenrose der Haut (= Erythema nodosum), Entzündungen des Auges (= Iridozyklitis, Uveitis). Wie diese Komplikationen zustandekommen, ist zwar ebenfalls nicht genau bekannt; es besteht aber Grund zu der Annahme, daß es sich um Autoimmunerkrankungen handelt, die durch den Mangel an Vitaminen, Spurenelementen, Mineralstoffen zumindest begünstigt werden.

Das klinische Bild von Morbus Crohn und Colitis ulcerosa ist nicht sehr spezifisch; ihre Symptome lassen nicht immer eindeutig auf diese Ursachen schließen, sie können auch bei vielen anderen Erkrankungen des Darmes auftreten. Das ist ein wesentlicher Grund dafür, daß die chronisch entzündlichen Darmerkrankungen zu lange verkannt werden: Zwischen dem Auftreten der ersten

Beschwerden und dem Stellen der richtigen Diagnose vergehen durchschnittlich zehn Monate, schlimmstenfalls fünf Jahre und noch mehr, hat eine Umfrage bei deutschen Gastroentereologen (das sind die Spezialisten für Erkrankungen des Magen-Darm-Traktes) ergeben. Währenddessen verstreicht ungenutzt Zeit, in der sich die Entzündung weiter ausbreitet und die Beschwerden sich verschlimmern. Aus diesem Mißstand ergeben sich Konsequenzen, sowohl für die Patienten als auch für die Ärzte.

Für die Patienten: Sofort zum Arzt gehen, am besten gleich zu einem Gastroenterologen, falls die frühen Leitsymptome für eine chronisch entzündliche Darmerkrankung auftreten, nämlich Durchfälle, die länger als zwei Wochen andauern, Blut im Stuhl, immer wieder auftretende Bauchschmerzen, (vor allem rechts unten im Bauch), Übelkeit, Fieberschübe, unerklärliche Gewichtsabnahme.

Für die Ärzte: Für die Diagnose diese Patienten besonders gründlich untersuchen. Zu den Maßnahmen sollten laborchemische Untersuchungen des Blutes auf Parameter einer chronischen Entzündung, auf eine Anämie sowie auf einen Mangel an Eiweiß, bestimmten Vitaminen und Spurenelementen hin gehören, des weiteren die Bestimmung des Immunstatus – gewissermaßen als Bestandsaufnahme der körpereigenen Abwehrkräfte –, ebenso wie Röntgenaufnahmen des Darmes mit der Kontrast-Technik und vor allem die Koloskopie; bei der letztgenannten Untersuchung wird ein dünnes Bündel aus lichtleitenden Glasfasern in den Darm eingeführt, mit einer Optik an der Spitze und mit einem Okular am Ende, durch das der Arzt den gesamten Dickdarm des Patienten überblicken und inspizieren kann. Eine Selbstverständlichkeit ist die umfassende Anamnese, für die der Patient nach seinen Beschwerden und deren Verlauf befragt wird, und die körperliche Untersuchung, die zwar vor allem den ganzen Bauchraum erfaßt, darüber hinaus aber auch Gelenke, Haut, Augen wegen möglicher Manifestationen dort sowie den Gesamteindruck berücksichtigt, den der Patient macht.

Wir nutzen alle Möglichkeiten für eine exakte Diagnose, ehe wir mit der Behandlung einer chronisch entzündlichen Darmerkrankung im Rahmen unserer Sechs-Phasen-Therapie beginnen, die eine Besonderheit ist am Schwarzwald Sanatorium Obertal. Eine Heilung können wir zwar nicht erreichen, wohl aber oftmals eine Besserung des Befindens, so daß viele unserer Patienten praktisch ebenso gut leben können wie Gesunde – was wir mit zwei Fällen dokumentieren wollen.

Herr H. E., 60 Jahre, ist seit dem Jahre 1984 an einer Colitis ulcerosa erkrankt. Sie verursachte von Anbeginn an ganz massive körperliche Beschwerden durch blutig-schleimigen Stuhlgang, durch Bauchschmerzen und Darmbeschwerden sowie durch beständige Gewichtsabnahme. Das blieb nicht ohne Folgen für die Psyche und das Verhalten des Mannes. Die Erkrankung belastete ihn so sehr, daß er in Verzweiflung geriet, sich von Freunden und Bekannten immer mehr zurückzog, auch an Leistungsfähigkeit einbüßte und deshalb fürchtete, den Anforderungen als leitender Angestellter einer großen Bank nicht mehr gewachsen zu sein.

Daran änderte, leider, auch die übliche Behandlung nichts. Der Patient erhielt Medikamente mit Wirkstoffen wie Sulfasalazin und Kortikoide; sie sollten durch »Immunsuppression« die fehlgeleiteten körpereigenen Abwehrkräfte bei dieser Autoaggressionskrankheit unterdrücken, dadurch die Entzündung im Darm hemmen und die Beschwerden beseitigen. Dieses Therapieziel wurde nicht erreicht. Im Gegenteil, die Colitis ulcerosa wurde immer schlimmer. Deshalb kam Herr H. E. zwei Jahre nach Ausbruch der Erkrankung zu uns ins Schwarzwald Sanatorium Obertal.

Bei der Aufnahme beklagte er, nun bis zu 16mal am Tag wegen Durchfalls auf die Toilette gehen zu müssen, wobei der Stuhlgang mit Blut und Schleim vermischt sei, sowie häufiger und stärker als zuvor unter Darmbeschwerden mit sehr schmerzhaften Koliken zu leiden. Auf die gründliche Anamnese folgte eine eingehende klinische Untersuchung des Patienten, und wir veranlaßten spezielle Untersuchungen im Labor, um den sogenannten Immunstatus und auch einen Nährstoffstatus bestimmen zu lassen. Der Immunstatus informiert über die »zellulären Bestandteile« des Immunsystems, zu denen die verschiedenen weißen Blutkörperchen gehören, und über dessen »humorale Komponente«, die von den Immunglobulinen der Antikörper gebildet wird; mit ihm werden Veränderungen sowohl in der Anzahl als auch im Verhältnis dieser körpereigenen Abwehrkräfte zueinander erfaßt. Der Nährstoffstatus gibt Auskunft darüber, wie gut beziehungsweise wie schlecht der Patient mit Vitaminen, Spurenelementen, Mineralstoffen, Eiweiß versorgt ist. Die Ergebnisse dieser Laboruntersuchungen sind eine wichtige Grundlage für das weitere Vorgehen.

Die Behandlung von Herrn H. E. begann mit Fasten über sieben Tage. Mit dieser kurzzeitigen Umstimmungstherapie (siehe S. 55) wurde der Darm beruhigt. Hinterher wurde der Patient auf eine Diät eingestellt, die seinen besonderen Umständen entsprach; sie enthält verhältnismäßig wenig Faserstoffe, um den erkrankten Darm nicht noch zusätzlich zu belasten.

Gleichzeitig setzte die Therapie mit Thymus-Peptiden zur Regulation der Immunabwehr (siehe S. 57) ein. Sie ist für uns die Basis einer erfolgreichen Behandlung dieser chronisch entzündlichen Darmerkrankung. Mit dem von uns verwendeten Thymosand® wird vor allem ein harmonischer Ausgleich geschaffen zwischen den Zellen des Immunsystems, welche die körpereigene Abwehr anregen, und jenen, welche diese bremsen; überschießende und unnötige Immunreaktionen werden verhindert, und dadurch wird die Autoimmunerkrankung des Darmes an ihrer Ursache bekämpft.

Weil die Laboruntersuchung ergeben hatte, daß es diesem Patienten an B-Vitaminen sowie an Eisen, Calcium, Magnesium und Zink mangelte, wurden ihm diese Nährstoffe mit den Mitteln unserer Vital-Plus-Therapie (siehe S. 67) ebenso zugeführt wie lebenswichtige Aminosäuren als Bausteine für Eiweiß im Körper. Zusätzlich unterwiesen wir Herrn H. E. im Autogenen Training (siehe S. 46), damit er selbst zunächst einmal sein strapaziertes Nervensystem wieder stärken und später den psychischen Streß im Beruf besser ertragen konnte, wodurch erwiesenermaßen Rückfälle seltener werden. Diese Therapie führte zu einer deutlichen Besserung des Krankheitsbildes. Als der Patient nach vier Wochen entlassen wurde, hatte er nur noch dreimal am Tag Stuhlgang, der ganz selten mit Schleim versetzt war und keine sichtbaren Blutspuren mehr zeigte; die Bauchschmerzen und vor allem die quälenden Koliken waren vergangen; er hatte bereits wieder vier Pfund zugenommen.

Herr H. E. hat zu Hause einen Teil der Therapie weitergeführt, nämlich die Diät soweit wie möglich eingehalten, die Präparate der Vital-Plus-Therapie regelmäßig eingenommen, das Autogene Training genutzt. Das alles tat ihm zwar sehr gut, er wußte aber auch, daß mit einer einmaligen Behandlung kein andauernder Erfolg zu erreichen ist. Deshalb kam er regelmäßig wieder zu uns ins Schwarzwald Sanatorium Obertal, anfangs alle sechs Monate etwa, später nur noch einmal im Jahr.

Wir behandelten ihn weiterhin nach denselben Prinzipien, erzielten immer weiterreichende Fortschritte. Bereits nach einem Jahr konnte der Patient die Medikamente zur Immunsuppression absetzen. Nur ganz gelegentlich, wenn Beschwerden stärker zu werden drohten, nahm er diese Tabletten noch ein; heute kann er gänzlich darauf verzichten. Mit der Zeit wurde der Stuhlgang praktisch normal, was Häufigkeit und Beschaffenheit betrifft. Das Körpergewicht nahm wieder zu, er wiegt heute ebensoviel wie zuvor. Die Leistungsfähigkeit kehrte zurück, mit ihr das Vertrauen in die eigenen Fähigkeiten und neue Freude am Leben.

Acht Jahre nach Ausbruch der Erkrankung und sechs Jahre nach Beginn der Behandlung im Schwarzwald Sanatorium Obertal bereitet die Colitis ulcerosa praktisch keine Beschwerden mehr. Herr H. E. fühlt sich seelisch und körperlich sehr wohl – »rundum gesund«, wie er sagt.

Frau U. P., 49 Jahre, ist an Morbus Crohn erkrankt, und diese Art der chronisch entzündlichen Darmerkrankung nahm bei ihr einen typischen Verlauf. Bereits vor etwa zwanzig Jahren hatte sie erstmals unbestimmte Darmbeschwerden verspürt. Anfangs vergingen diese ebenso spontan, wie sie aufgetreten waren, und gaben keinen Anlaß zu Sorge. Mit der Zeit jedoch wurden sie quälender. Immer wieder traten Durchfälle auf, die sehr breiig, teilweise flüssig wurden. Hinzu kamen Verdauungsstörungen, Blähungen und Bauchschmerzen, die vor allem auf der rechten Seite und nach dem Essen auftraten; diese Schmerzen steigerten sich zu Krämpfen, die häufig nachts einsetzten. Diese körperlichen Beschwerden veränderten das ganze Leben der jungen Frau. Sie wurde unausgeglichen, hektisch und nervös; sie bekam Schwierigkeiten mit ihrer Familie, und kaum ein Tag verging ohne Streiterei mit ihrem Mann. Alles in allem war ihr Allgemeinzustand schlecht, zumal sie stark an Gewicht verloren hatte.

In dieser Situation wurde endlich die richtige Diagnose gestellt: Morbus Crohn. Das war im Jahre 1983; Frau U. P. war zu diesem Zeitpunkt 39 Jahre alt, und die Darmentzündung hatte bereits etwa zehn Jahre lang bestanden. Gleich darauf kam sie ins Schwarzwald Sanatorium Obertal. Sie wurde sofort und wird seitdem weiterhin von uns nach den Prinzipien der Sechs-Phasen-Therapie behandelt, sehr ähnlich wie Herr H. E. mit Fasten und Diät, mit Thymus-Peptiden, mit Autogenem Training, mit der Vital-Plus-Therapie (weil sich ja auch Morbus Crohn und Colitis ulcerosa sehr ähnlich sind).

Das Fasten (siehe S. 55) stand am Beginn der Behandlung; sieben Tage lang wurde der Darm dadurch gereinigt und entlastet. Es folgte eine vorsichtige Aufbauperiode, während der allmählich immer mehr verträgliche Nahrungsmittel mit ausreichenden Nährstoffen zugeführt wurden. Das ist eine diffizile Aufgabe, weil diese Ernährung zum einen arm an Faserstoffen und Schlacken sein muß, um den Darm nicht zu belasten, und zum anderen reichlich Kalorien enthalten muß, damit das verlorene Körpergewicht wieder aufgebaut wird. Das gelang in diesem Fall, indem wir für die Patientin eine gut resorbierbare kalorienreiche Diät zusammenstellten.

Die Thymus-Peptide (siehe S. 57) wurden als wichtige Mittel zur Immunregulation gegen die eigentliche Ursache vom Morbus

Crohn eingesetzt; diese Entzündung im Darm ist ja, ebenso wie die Colitis ulcerosa von Herrn H. E., die Folge einer Autoimmunerkrankung.

Das Autogene Training (siehe S. 46) war bei Frau U. P. von doppeltem Nutzen. Zum einen unterstützte es unsere Bemühungen, im ärztlichen Gespräch bei der Patientin die psychischen Belastungen durch die Krankheit und durch die Familienprobleme abzubauen; sie konnte nun mit dieser Methode zur Selbstsuggestion ihren Teil dazu beitragen. Zum anderen ist das Autogene Training ein gutes Mittel zum Zweck, die körpereigenen Abwehrkräfte positiv zu beeinflussen. Diese Möglichkeit eröffnet die sogenannte Psycho-Neuro-Immunologie. Diese junge Wissenschaft basiert auf der Tatsache, daß direkte Verbindungen bestehen von Gehirn und Psyche über das Vegetative Nervensystem auf das Immunsystem – was noch immer zu wenig bekannt ist und zu selten genutzt wird. Wir bemühen uns darum, indem wir gegebenenfalls unsere Patienten dazu anleiten, durch das Autogene Training gewissermaßen das Vegetative Nervensystem zu beruhigen und darüber normalisierend auf das gestörte Immunsystem einzuwirken. Das ist, wie wir annehmen können, auch bei Frau U. P. gelungen.

Die Vital-Plus-Therapie (siehe S. 67) war erforderlich, weil die Untersuchungen im Labor ergeben hatten, daß es dieser Patientin sehr an Vitaminen, Spurenelementen, Mineralstoffen und auch an Eiweiß mangelte. Noch während des Fastens wurde deshalb eine sogenannte Substitutionsbehandlung begonnen; alle Nährstoffe, die fehlten, wurden durch Infusionen und Injektionen zugeführt, und zwar in einer höheren Dosis als üblich, um den Mangel daran möglichst schnell auszugleichen. Danach wurde sie auf die Mittel der Vital-Plus-Therapie eingestellt, die sie seitdem regelmäßig einnimmt (ist sie zu Hause, besorgt sie sich diese Präparate aus der Apotheke), und die so bemessen sind, daß ihr Bedarf an Vitaminen, Spurenelementen und Mineralstoffen vollauf gedeckt ist.

Die Kombination dieser Maßnahmen zeitigte auch bei Frau U. P. die erhoffte Wirkung. Noch während des Fastens ließen die schlimmen

Bauchschmerzen nach, am Ende dieser Zeit waren sie gänzlich verschwunden. Das Körpergewicht nahm wieder zu, und die seelische Verfassung besserte sich deutlich. Diese Wende zum Besseren dauerte auch nach der Entlassung aus dem Schwarzwald Sanatorium Obertal an, zumal die Patientin weiterhin die empfohlene Diät einhält, die Vital-Plus-Therapie anwendet und das Autogene Training nutzt. Der kranke Darm macht nur noch selten und wenn, dann geringere Beschwerden. Das Verhältnis zu ihrem Ehemann ist wieder ebenso harmonisch wie früher, und ihre gesamte Lebensqualität ist deutlich besser geworden – was sich wiederum günstig auswirkt auf den Zustand des Immunsystems und auf den Verlauf der Erkrankung.

Frau U. P. ist sich jedoch dessen bewußt, daß ihr Fall nicht die Regel, eher eine Ausnahme ist. So müssen etwa 80 Prozent der Patienten mit Morbus Crohn mindestens einmal operiert werden, um chronisch entzündete Abschnitte aus dem Darm zu entfernen. Das ist ihr erspart geblieben, und sie möchte, daß das auch künftig so bleiben wird. Deshalb tut Frau U. P. etwas dagegen: Einmal in jedem Jahr kommt sie zu uns ins Schwarzwald Sanatorium Obertal, um sich aufs neue nach den Prinzipien unserer Sechs-Phasen-Therapie behandeln zu lassen, damit die chronisch entzündliche Darmerkrankung in Schach gehalten und ihr Wohlbefinden erhalten bleibt.

Darmkrebs: Jeder hat eine Chance

Eine beängstigende Entwicklung vollzieht sich in Deutschland: Darmkrebs wird immer häufiger. Er ist bereits bei den Frauen nach dem Brustkrebs und bei den Männern nach dem Lungenkrebs zur zweithäufigsten Krebsart geworden; Experten rechnen damit, daß in diesem Jahr 1993 etwa 51 000 Deutsche daran erkranken und 30 000 deswegen sterben werden (im Jahre 1970 waren es noch 18 506 Opfer).

Eine Ursache für diese erschreckende Zunahme ist sicher die veränderte Ernährung. Je mehr Eiweiß und Fette verzehrt, je weniger Ballaststoffe aufgenommen werden, desto eher kann Darmkrebs entstehen. Diese Annahme stützen unter anderem Beobachtungen an Japanern: Diejenigen, die in ihrer Heimat bleiben und reichlich Gemüse, Reis und Fisch essen, erkranken vergleichsweise selten an Darmkrebs; diejenigen, die in die USA auswandern und sich dort bevorzugt von Steak, Hamburgers und Pommes frites ernähren, haben nach spätestens einer Generation ein ebenso großes Risiko, an Darmkrebs zu erkranken, wie die Durchschnitts-Amerikaner.

Von entscheidender Bedeutung für dieses Krebsgeschehen ist ganz offensichtlich die Verdauung von Fetten. Bestimmte Nahrungsfette werden von Bakterien im Dickdarm in sogenannte Karzinogene (das sind krebsverursachende Substanzen) umgewandelt; diese können zunächst einzelne Zellen im Darm verändern und darüber schließlich eine bösartige Geschwulst verursachen. Je länger die Karzinogene auf die Darmwand einwirken, desto größer wird diese Gefahr; dafür spricht auch die Tatsache, daß mehr als die Hälfte der Karzinome dort entstehen, wo der Stuhl am längsten verweilt, nämlich im Mastdarm (= Rektum) und im S-förmig gekrümmten Teil des Dickdarms (= Colon sigmoideum) kurz davor. Darüber kann viel Zeit vergehen; man schätzt, daß der Prozeß von den ersten Veränderungen im Darm bis zum Auftreten von Symptomen fünf Jahre und länger dauert.

Aus diesen Zusammenhängen beim Entstehen der Krankheit ergeben sich Ansätze zur Vorbeugung. Es kommt vor allem darauf an, daß im Darm möglichst wenig von den krebsverursachenden Substanzen gebildet werden und daß diese nicht allzu lange auf die Darmwand einwirken können. Dieses Ziel ist am besten mit einer Ernährung zu erreichen, die weniger Fette und nicht zuviel Eiweiß, jedoch reichlich Faserstoffe enthält – und die wir im ersten Punkt unserer »Darmschule« (S. 38) ausführlich beschreiben. Die unverdaulichen Bestandteile aus pflanzlicher Kost füllen vermehrt den

Dickdarm, so daß die Karzinogene weniger konzentriert sind und rascher ausgeschieden werden.

Weil Darmkrebs lange Zeit auf den Ort seines Entstehens begrenzt sein kann, besteht in seiner Früherkennung die größte Chance fürs Überleben: Wird das Karzinom bereits behandelt, ehe es Beschwerden bereitet, werden 90 Prozent der Patienten geheilt. Empfohlen werden deshalb diese drei Maßnahmen zur Früherkennung von Darmkrebs:

1. Die digitale-rektale Untersuchung, einmal jährlich ab dem 40. Lebensjahr. Dabei tastet der Arzt vom After her mit dem Finger den Mastdarm ab; etwa jeder dritte Darmkrebs kann auf diese Weise entdeckt werden.

2. Der Test auf okkultes Blut im Stuhl, einmal jährlich ab dem 50. Lebensjahr. Mit Hilfe spezieller Färbeverfahren kann damit in Stuhlproben verborgenes Blut nachgewiesen werden, das mit dem bloßen Auge nicht zu sehen ist (siehe auch S. 51). Ein positiver Befund allein bedeutet noch keine Diagnose, denn das Blut muß nicht von einer bösartigen Geschwulst kommen, es kann aus anderen Quellen stammen; weitere, genauere Untersuchungen sind stets vonnöten.

3. Eine Darmspiegelung alle drei bis fünf Jahre ab dem 50. Lebensjahr. Dabei wird mit einem sogenannten Endoskop zumeist der letzte Abschnitt des Darmes (= Rektoskopie bzw. Sigmoidoskopie) inspiziert, bei begründetem Verdacht der Dickdarm in seiner gesamten Länge (= Koloskopie). Werden dabei verdächtige Stellen entdeckt, können sogleich aus ihnen mit einer Biopsiezange kleine Proben des Gewebes entnommen und hinterher im Labor genau untersucht werden.

Diese Maßnahmen zur Früherkennung sind die beste Möglichkeit der Selbsthilfe. Sie werden vor allem den Menschen nahegelegt, die ein größeres Risiko als andere haben, an Darmkrebs zu erkranken. Das sind:

- Alle Frauen und Männer im Alter über 50 Jahren; denn von nun an steigt das Risiko steil an, verdoppelt sich mit jedem weiteren Jahrzehnt.
- Alle Patienten mit chronisch entzündlichen Darmerkrankungen (mehr darüber ab S. 104).
- Alle Patienten mit Polypen im Darm (siehe S. 119); denn Darmkrebs entsteht in etwa 90 Prozent aller Fälle aus dieser an sich gutartigen Vorstufe.
- Alle Menschen, in deren Familie bereits Darmkrebs aufgetreten ist; sind Mutter oder Vater davon betroffen, haben ihre Kinder ein dreimal höheres Risiko, ebenfalls daran zu erkranken.

Leider werden diese Chancen viel zuwenig genutzt. Nur jede vierte Frau und jeder zehnte Mann nimmt überhaupt an den kostenlosen Untersuchungen zur Früherkennung von Krebskrankheiten teil. Viel zuviele Patienten kommen deshalb erst dann zum Arzt, wenn der Darmkrebs bereits Beschwerden bereitet. Am häufigsten sind das Veränderungen des Stuhlganges; es kommt zum dünnen »Bleistiftstuhl«; Durchfall tritt auf, auch Verstopfung oder abwechselnd beides; mit den Winden kann etwas Stuhl abgehen, und auf dem Stuhl sind Spuren von Blut zu sehen. Hinzu kommen allgemeine Beschwerden wie Appetitlosigkeit und Gewichtsabnahme, Blässe, Müdigkeit, Schwächegefühl. In diesem Stadium mit Symptomen sind zwar die Chancen für eine Heilung nicht mehr so gut wie zuvor, aber immerhin kann mehr Patienten besser geholfen werden als noch vor Jahren.

Herr G. U., 54 Jahre, Journalist, ist ein lebender Beweis dafür. Zu uns ins Schwarzwald Sanatorium Obertal kam er als Begleiter seiner Frau, die hier wegen ihrer Asthmaerkrankung behandelt wurde. Er selbst fühlte sich nicht eigentlich krank, allerdings sehr schwach und schnell erschöpft; das führte er jedoch auf Überarbeitung zurück, von der er sich bei uns erholen wollte. Daraus wurde vorerst leider nichts, Herr G. U. war weiterhin sehr elend zumute. Deshalb suchte er unseren ärztlichen Rat.

Bei der Anamnese gab er an, immer wiederkehrende Schmerzen im Bauchraum zu haben sowie unter akuten Schmerzen im Bereich des Kreuzbeins zu leiden; in Abständen war auch Blut auf dem Stuhl erschienen. Jedoch hatte eine körperliche Untersuchung erst vor zwei Wochen durch einen Arzt in seiner Heimatstadt keine Auffälligkeiten ergeben. Auch bei uns blieb die körperliche Untersuchung ohne Befund. Wir veranlaßten zudem, daß im Labor bestimmte Parameter des Blutes kontrolliert wurden. Einzig greifbares Ergebnis war eine ausgeprägte Schwäche des Immunsystems; dagegen setzten wir unsere immunmodulierende Therapie mit Thymosand® (siehe S. 58) ein. Wir rieten Herrn G. U. dringend, gründlich den Darm untersuchen zu lassen; die immer wieder auftretenden Auflagerungen von Blut auf dem Stuhl waren ein allzu bedenkliches Warnzeichen, ebenso die ausgeprägte Immunstörung. Der Patient befolgte unseren Rat. Bei der Rektoskopie wurde daraufhin Darmkrebs festgestellt, und zwar ein Rektumkarzinom (also mit Sitz im Mastdarm), das bereits einzelne benachbarte Lymphknoten erfaßt hatte.

Bei dieser Erkrankung ist die Operation die einzige Möglichkeit zur Heilung. Die Geschwulst wird vollständig entfernt sowie ein Teil vom gesunden Darm darüber und darunter. Die beiden Darmenden werden miteinander vernäht, so daß der Stuhl weiterhin normal ausgeschieden werden kann. Läßt sich diese sogenannte Anastomose während des ersten Eingriffs nicht herstellen, wird vorübergehend ein künstlicher Darmausgang geschaffen (= temporäre Kolostomie). Wenn die Wunden im Körperinnern gut verheilt sind, werden mit einer zweiten Operation die Darmenden zusammengefügt und der künstliche Darmausgang beseitigt. Dank dieser Technik bleibt heutzutage den meisten Patienten mit Darmkrebs ein ständiger »Anus praeter« erspart. Bei der ersten Operation wird mit dem erkrankten Darmteil auch das betroffene Lymphgewebe entfernt. Im Anschluß daran erfolgt eine Chemotherapie mit Medikamenten. Sie besteht im allgemeinen aus mehreren Zytostatika, welche das Wachstum von Krebszellen hemmen, und zumeist anschließend aus einem Immunstimulans, das die körpereigenen Abwehrkräfte des Immunsystems stärkt, damit sie restliche Krebszellen erkennen und vernichten können. Mit der Kombination dieser Maßnahmen wird heute erreicht, daß im Durchschnitt 60 Prozent aller Patienten mit Darmkrebs mindestens fünf Jahre überleben und damit als geheilt gelten.

Herr G. U. wurde so behandelt, wie hier beschrieben worden ist. Im Anschluß daran kam er erneut zu uns ins Schwarzwald Sanatorium Obertal. Wir behandelten ihn wieder mit Thymosand®, um eine weitere Stärkung seiner Immunabwehr im Kampf gegen den Krebs zu erreichen; unterstützend erhielt er für denselben Zweck, gemäß den Prinzipien unserer Vital-Plus-Therapie (siehe S. 67), Selen, Vitamin C, Vitamin E, niedrig dosiert Zink und Vitamin A. Wir ersetzten sehr vorsichtig die Verluste an Eisen, die durch die häufigen Darmblutungen sowie durch die Operation entstanden waren und die zu einer leichten Anämie geführt hatten; zu große Dosen an Eisen führen nämlich zu einer vermehrten Bildung von sogenannten Freien Radikalen, und diese äußerst aggressiven Substanzen können Schäden in Zellen anrichten. Wir setzten gleichzeitig abwehrstärkende und entzündungshemmende Enzyme ein. Wir führten eine Symbioselenkung (siehe S. 60) durch, um im operierten Dickdarm eine gesunde Darmflora aufzubauen. Zur allgemeinen Kräftigung verabreichten wir mit Ozon-Sauerstoff angereicherte Eigenblut-Infusionen, welche die Durchblutung fördern, das Immunsystem stärken, den Stoffwechsel der Zellen mit energiereichen Phosphaten unterstützen (für diese Therapie werden mindestens 200 Milliliter Blut des Patienten außerhalb seines Körpers mit einem Gemisch aus Ozon und Sauerstoff versetzt und gleich darauf zurück in den Kreislauf infundiert).

Ganz wesentlich für das zukünftige Leben des Patienten war unsere Lebens- und Ernährungsberatung. So empfahlen wir: Eine vollwertige Mischkost mit vorwiegend pflanzlicher Kost einhalten, der nützlichen Ballaststoffe wegen; wenig Fett und nicht zuviel Fleisch essen, statt dessen ein- bis zweimal in der Woche eine Fischmahlzeit; ausreichend trinken (aber keinen Alkohol!); weiterhin zusätzlich Selen, Beta-Carotin, Vitamin E und auch Vitamin C aufnehmen, die als sogenannte Radikalfänger die Zellen vor Schäden bewahren (diese Nahrungsergänzungsstoffe sind in den Präparaten unserer Vital-Plus-Therapie enthalten).

Die Therapie im Krankenhaus und die Nachbehandlung bei uns im Schwarzwald Sanatorium Obertal führten zu einer deutlichen Besserung im Befinden von Herrn G. U. Ein halbes Jahr nach seiner Entlassung kam er wieder – vorsorglich, um mit einer immunmodulierenden Therapie mit Thymosand® seine körpereigenen Abwehrkräfte zu stärken und um weiterhin gesund zu bleiben.

Darmpolypen: Schmerzlos, aber nicht harmlos

Bei etwa sieben von hundert Menschen verändert sich im Laufe des Lebens der Dickdarm auf besondere Weise: Aus der Schleimhaut wachsen gutartige Geschwülste und ragen in die Lichtung des Darmes hinein. Das sind die sogenannten Polypen. Sie können einzeln auftreten oder in Gruppen zusammenstehen. Sie können gestielt wie eine Kirsche (= Kirschpolypen) oder verzweigt wie ein Baum aussehen (= Zottenpolypen) oder breit und flach sein (= rasenförmige Polypen). Die Mehrzahl von ihnen ist kleiner als ein Zentimeter, manche jedoch werden mehrere Zentimeter groß.

Die meisten Darmpolypen bereiten niemals Beschwerden und werden deshalb rein zufällig entdeckt, entweder durch sichtbare Spuren von Blut im Stuhl oder bei einer Vorsorgeuntersuchung mit einem Test auf okkultes (= verborgenes) Blut im Stuhl (siehe auch S. 51) beziehungsweise bei der sogenannten Koloskopie, bei welcher der Arzt von außen mit Hilfe eines »Sehrohres« das Innere des Dickdarms betrachtet. Werden Polypen bei der Koloskopie erkannt, werden diese möglichst sogleich entfernt; größere mit der elektrischen Schlinge, kleinere mit einer Zange. Das tut überhaupt nicht weh, weil die Schleimhaut des Dickdarms (ausgenommen im Bereich des Afters) kein Schmerzempfinden besitzt. Diese »endoskopische Polypektomie« ist unbedingt nötig, weil die an sich gutartigen Darmpolypen sich bösartig verändern können, so daß aus ihnen Krebs entsteht. Ist dieser einfache Eingriff nicht möglich, etwa bei rasenförmigen Polypen, müssen diese mit einer Operation durch die Bauchwand hindurch samt einem mehr oder weniger großen Stück vom Darm entfernt werden. Der Grundsatz, daß alle erkannten Polypen entfernt werden müssen, gilt insbesondere für die Menschen, bei denen sie infolge einer Erbkrankheit auftreten (= familiäre adenomatöse Polyposis). Diese haben nämlich sonst ein noch größeres Risiko, deswegen an Darmkrebs zu erkranken.

Die Ursache für das Entstehen von Polypen im Darm ist zwar nicht bekannt; aus Erfahrung aber wissen wir Ärzte: Ein Patient, der einmal Polypen gehabt hat, wird mit großer Wahrscheinlichkeit wieder welche bekommen. Deswegen muß sein Dickdarm in regelmäßigen Abständen untersucht und gegebenenfalls erneut behandelt werden – nach einem einzigen Polypen vier Jahre später, bei mehreren Polypen bereits nach zwei Jahren.

Herr H. U., 58 Jahre, Kraftfahrer, kann das aus eigener Erfahrung bestätigen. Bereits dreimal sind bei ihm Darmpolypen erkannt und sogleich entfernt worden. Zu uns ins Schwarzwald Sanatorium Obertal kam er mit der Hoffnung, daß wir ein natürliches Mittel kennen würden, welches das neuerliche Wachstum der potentiell gefährlichen Gebilde im Darm verhindern könnte. In dieser Beziehung mußten wir ihn leider enttäuschen, auf andere Weise jedoch konnten wir dem Mann gut helfen.

Von französischen Kollegen aus Marseille haben wir erfahren, daß Darmpolypen überdurchschnittlich häufig bei solchen Menschen auftreten, deren Ernährung zum einen arm ist an Kohlenhydraten, an pflanzlichen Faserstoffen, an Vitamin B_6, an den Spurenelementen Kalium und Magnesium und die zum anderen reichlich Fleisch und Fleischwaren essen, mit denen sie vermehrt gesättigte Fettsäuren und tierisches Eiweiß aufnehmen. Herr H. U. gestand uns, daß er ebenfalls zuviel Fleisch und Wurst, zuwenig Kartoffeln, Hülsenfrüchte, Brot ißt. Es lag also nahe, seine Ernährung umzustellen im Sinne einer vollwertigen Kost, die ausreichend von den oben genannten Nährstoffen enthält. Das taten wir auch, und unser Patient hält sich heute noch daran. Zumal diese gesündere Ernährung ihn auch von seiner Neigung zu Verstopfung befreite, die gewissermaßen eine Berufskrankheit ist bei Kraftfahrern; weil es ihnen wegen ihrer sitzenden Tätigkeit meist an Bewegung mangelt, wird ihr Darm träge.

Und noch etwas tut Herr H. U. weiterhin auf unsere Empfehlung hin. Er kauft in der Apotheke die sogenannten Säulen unserer Vital-Plus-Therapie (siehe S. 67) und nimmt mit ihnen in abgestimmter Dosierung die Vitamine Beta-Carotin, E und D sowie das Spurenelement Selen zu sich. Mit dieser Maßnahme zur Vorbeugung haben wir bereits während seines Aufenthaltes bei uns begonnen. Denn die meisten der genannten Nährstoffe sind sogenannte Radikalfänger, die auch Zellen im Darm vor Schäden durch freie Radikale (das sind besonders aggressive chemische Verbindungen, die ständig im Körper eines jeden Menschen entstehen) schützen und dadurch eine gewisse Vorbeugung gegen krebsartige Veränderungen der Darmschleimhaut ermöglichen; das ist durch mehrere Studien bewiesen.

Weil das bei uns zu einer gründlichen Untersuchung gehört, wurde auch bei Herrn H. U. der Immunstatus bestimmt; dessen Werte geben Auskunft über den Zustand der körpereigenen Abwehrkräfte. Bei diesem Patienten ergab sich eine Immundefizienz, ein gewisser Mangel also. Dagegen führten wir eine immunmodulierende Therapie mit Thymosand® (siehe S. 58) durch. Die erreichte Harmonisierung des Immunsystems hatte eine sehr angenehme Auswirkung, wie der Patient begeistert schrieb. Im darauffolgenden Herbst und Winter bekam er keine Erkältung, zum erstenmal seit vielen Jahren blieb er gesund; die gestärkten körpereigenen Abwehrkräfte hatten in den oberen Atemwegen alle Erreger so rechtzeitig und gründlich unschädlich machen können, daß diesmal Husten, Schnupfen, Heiserkeit ausblieben.

Divertikel: Gefährlich, wenn sie sich entzünden

Etwa jeder zweite Mensch im Alter über 60 Jahren hat in seinem Darm eine Abweichung vom Normalen, nämlich Divertikel als sackartige Ausbuchtungen der Wand nach außen. Manche Menschen werden bereits damit geboren. Bei ihnen hat sich der sogenannte Dottergang während der embryonalen Entwicklung nicht gänzlich zurückgebildet. Reste von ihm bestehen weiter als eine sechs bis zehn Zentimeter lange Ausstülpung der gesamten Wand des Dünndarms, bevor dieser in den Blinddarm mündet. Dieses Gebilde wird Meckel-Divertikel genannt nach dem deutschen Anatomen Johann Friedrich Meckel, der es vor mehr als hundert Jahren beschrieben hat. Es ist nicht einmal selten; schätzungsweise zwei Prozent der Bevölkerung tragen solch ein »echtes« Divertikel in sich. Es kann sich jedoch entzünden und dann Beschwerden bereiten, die denen einer Appendizitis (= Blinddarmentzündung) zum Verwechseln ähnlich sind, was wir am Beispiel eines Falles noch schildern werden.

Die weitaus meisten Divertikel sind eine Art Zivilisationsleiden, und zwar eine Folge der heute üblichen Ernährung mit zuwenig Ballaststoffen und häufig auch mit zuwenig Flüssigkeit. Diese ergibt wenig Stuhl, so daß der Dickdarm sich stärker als üblich zusammenziehen muß, um das bißchen Nahrungsbrei umschließen und weitertransportieren zu können. Zwangsläufig erhöht sich dadurch der Druck im Inneren des Dickdarms und damit auch die Gefahr, daß Schleimhaut durch natürliche Lücken in der Muskelwand hindurchgepreßt wird – und Divertikel entstehen. Weil dem Nahrungsbrei zunehmend Flüssigkeit entzogen wird, ist im S-förmigen Abschnitt des Dickdarms, kurz vor dem Übergang in den Mastdarm, der Stuhl am geringsten und der Druck am höchsten – und deshalb sind dort Divertikel am häufigsten.

Ein Divertikel kommt selten allein; sie treten meist in größerer Anzahl auf und können über den ganzen Dickdarm verteilt sein. Ihre Form ähnelt der einer Flasche: An einen engen Hals schließt sich eine weite, sackähnliche Hülle an, die so groß wie eine Kirsche sein kann. Je älter die Menschen werden, je länger sie sich also falsch ernähren, desto mehr von ihnen bekommen Divertikel. Vorbeugung dagegen wäre leicht und gut möglich, und zwar mit den Mitteln und Methoden, die wir in unserer »Darmschule« (siehe S. 37 ff.) empfehlen: mit ballaststoffreicher Ernährung samt reichlich Flüssigkeit, mit regelmäßiger Bewegung und mit rechtzeitigem Gang zur Toilette.

Die meisten der betroffenen Menschen erfahren niemals, daß sie Divertikel im Darm haben. Divertikel bereiten glücklicherweise selten Beschwerden und werden, falls überhaupt, rein zufällig bei anderen Untersuchungen entdeckt. Leider gibt es auch Ausnahmen von dieser Regel.

Relativ harmlos ist die »schmerzhafte Divertikelkrankheit«. Sie kann Beschwerden bereiten wie abwechselnde Verstopfung und Durchfall sowie wiederkehrende Schmerzen, vor allem im linken Unterbauch. Um andere, schlimmere Ursachen auszuschließen, sollten diese Symptome von einem Arzt durch eine gründliche Untersuchung abgeklärt werden. Eine spezielle Behandlung ist zumeist nicht nötig; die oben genannten Maßnahmen zur Vorbeugung genügen, um auch die Beschwerden einer bereits bestehenden schmerzhaften Divertikelkrankheit zu bessern.

Gefährlich wird es, wenn Kot und Bakterien in Divertikel eindringen und dort eine Entzündung verursachen. Diese »Divertikulitis« bedingt krampfartige Bauchschmerzen und eine sogenannte Abwehrspannung der Bauchdecke; der Stuhl kann Blut enthalten, es kann sogar zu Blutungen aus dem Darm kommen. In diesem Fall müssen die Patienten in ein Krankenhaus eingewiesen werden – eine Vorsichtsmaßnahme, weil Komplikationen nicht gänzlich auszuschließen sind und gegebenenfalls rasch behandelt werden müssen. Besonders gefürchtet ist ein Durchbruch des entzündeten Divertikels in die Bauchhöhle, weil daraus eine Bauchfellentzündung (= Peritonitis) entsteht, die unbehandelt rasch zum Tode führen kann. Weitere Schäden sind zu befürchten, wenn die Divertikulitis auf andere Abschnitte des Darmes oder auf benachbarte Organe übergreift. So können beispielsweise Abszesse und auch Fisteln entstehen, durch die Kot durch die Bauchwand austritt oder durch die Bakterien aus dem Darm in die Harnblase gelangen und sowohl dort als auch in den Nieren und Harnleitern zu Entzündungen führen können.

Bei einem derart schweren Verlauf einer Divertikulitis ist es üblich, den befallenen Abschnitt des Darmes mit einer Operation zu entfernen; je frühzeitiger das geschieht, desto wahrscheinlicher bleiben Komplikationen erspart. Den weitaus meisten Patienten ist allein mit einer konservativen Therapie gut zu helfen. Bettruhe und Fasten genügen häufig, um die Entzündung im Darm abklingen zu lassen; währenddessen werden lebenswichtige Nährstoffe und Flüssigkeit mit Infusionen zugeführt. Nur wenn es sein muß, werden auch Antibiotika gegen die Bakterien, Antiphlogistika gegen die Entzündung oder Analgetika gegen die Schmerzen angewendet. Wohlgemerkt: Zu heilen ist die Divertikulitis auf diese Weise nicht; wer einmal davon betroffen war, der wird erfahrungsgemäß mit einer Wahrscheinlichkeit von bis zu 90 Prozent während der folgenden fünf Jahre erneut daran erkranken, falls er seine Lebensgewohnheiten nicht ändert. Sollte das sehr häufig geschehen und jedesmal sehr schmerzhaft sein, empfiehlt es sich, mit dem Arzt darüber zu reden, ob nicht doch die operative Entfernung des erkrankten Darmabschnitts die bessere Lösung dieses Gesundheitsproblems ist.

Frau S. M., 28 Jahre, Kindergärtnerin, hatte nicht diese Wahl, denn bei ihr verlief die Erkrankung ganz anders. Sie begann plötzlich und unvermittelt, als die junge Frau zu Besuch war bei Verwandten in den USA: mit heftigen Schmerzen im rechten Unterbauch, mit Fieber, Schüttelfrost, Brechreiz. Das sind charakteristische Symptome einer Appendizitis (= Blinddarmentzündung). Deshalb stellten die amerikanischen Ärzte diese Diagnose und entfernten mit einer Blinddarmoperation den Wurmfortsatz, in dem sie die Ursache der Erkrankung sahen. Obgleich das an sich ein leichter

Eingriff ist, erholte sich die Patientin nur langsam davon, und sie klagte weiterhin über Beschwerden im Bereich des rechten Unterbauches.

Daheim in Deutschland ließ sich Frau S. M. von ihrem Hausarzt untersuchen. Dieser fand die Operationsnarbe gut verheilt und konnte auch sonst keinerlei Auffälligkeiten entdecken. Das andauernde Bauchweh könne noch vergehen, sobald die innere Wunde von dem Eingriff endgültig verheilt sei, tröstete eine Freundin, die so etwas einmal in ihrer Bekanntschaft erlebt hatte; das war jedoch nicht der Fall. Tatkräftiger handelten die Eltern. Sie schickten ihre Tochter »zum Aufpäppeln«, wie sie sagten, zu uns ins Schwarzwald Sanatorium Obertal, das sie aus eigener Erfahrung gut kannten.

Frau S. M. reiste mit dem eigenen Wagen aus Norddeutschland an. Als sie im Schwarzwald eintraf, klagte sie wieder über stärkste Schmerzen im Bereich des rechten Unterbauches. Die klinische Untersuchung bestätigte eine ausgeprägte Schmerzhaftigkeit rechtsseitig unterhalb des Nabels, und eine Laboruntersuchung ergab eine deutlich erhöhte Zahl von Leukozyten (= weiße Blutkörperchen) als Hinweis auf eine Entzündung. Typisch Appendizitis, dachten wir und wußten doch, daß die Patientin keinen »Blinddarm« mehr hatte. Was blieb, war der Verdacht auf Entzündung eines Meckel-Divertikels; weil dieses nahe beim Blinddarm liegen kann, können sich durchaus gleiche Symptome zeigen. Zur Abklärung wurde Frau S. M. in eine nahegelegene chirurgische Klinik verlegt. Die Ärzte dort bestätigten die Diagnose Meckel-Divertikulitis und entfernten den Entzündungsherd.

Damit könnte eigentlich diese Krankengeschichte beendet sein. Der Fall von Frau S. M. jedoch zeigt deutlich, daß Erkrankungen des Darmes den ganzen Körper in Mitleidenschaft ziehen können und deshalb Behandlungen erforderlich machen, die über dieses Organ hinausgehen. So geschah es bei uns, als die Patientin nach der Operation zurück ins Schwarzwald Sanatorium Obertal kam.

Weil sie sich sowohl körperlich als auch nervlich erschöpft fühlte und Körpergewicht verloren hatte, verschafften wir ihr Ruhe und verordneten ihr eine angepaßte Ernährung, die von einer leichten Vollkost schrittweise auf Vollwertkost überging.

Weil nach dem Ende der akuten Entzündung eine leichte Abwehrschwäche mit einer verminderten Anzahl weißer Blutkörperchen entstanden war, behandelten wir mit Thymosand® (siehe S. 58); diese immunmodulierende Therapie führte zu einer Stärkung der körpereigenen Abwehrkräfte. Weil es bereits zu einem grippalen Infekt der oberen Luftwege gekommen war, wurden gegen dessen Symptome Inhalationen sowie zur Unterstützung der Gesundung Vitamine und Mineralstoffe im Rahmen unserer Vital-Plus-Therapie (siehe S. 67) angewendet. Weil die Patientin sich wegen der Bauchschmerzen wenig bewegt und zudem lange im Krankenbett gelegen hatte, waren ihre Bauch- und Rückenmuskulatur geschwächt und infolgedessen schmerzhafte Verspannungen im Bereich von Nakken und Schulter aufgetreten. Diese Beschwerden besserten sich durch sehr vorsichtige, individuelle Krankengymnastik und Massagen. Nach Abheilen der Operationswunde konnte die Patientin selbst durch regelmäßiges Schwimmen dazu beitragen, die geschwächte Muskulatur wieder zu kräftigen.

Diese rein körperlich orientierte Behandlung erbrachte gute Fortschritte auf dem Weg zur Heilung. Sie allein genügte jedoch nicht zur Heilung, es mußten auch psychische Auswirkungen bedacht und behandelt werden. Frau S. M. machte sich große Sorgen um ihren Arbeitsplatz im Kindergarten; weil sie nun schon seit Monaten fehlte, hatte man möglicherweise eine andere Kraft eingestellt, und weil es in ihrer Heimatstadt ohnehin zuwenig Kindergärten gibt, würde sie sicher große Schwierigkeiten haben, eine neue Stelle zu finden. Diese psychische Belastung fand während des Gespräches mit dem Arzt einen körperlichen Ausdruck: Die Patientin nahm eine Haltung ein, bei der sie die Schultern ein wenig in die Höhe zog, und schon waren Nacken- und Schultermuskulatur aufs neue verspannt. Um weitere Rückfälle zu vermeiden, führten wir eingehende therapeutische Gespräche mit ihr und leiteten sie zum Autogenen Training an. So erreichten wir eine innere Entspannung, die der muskulären Verspannung entgegenwirkte. Dieser Einsatz hat sich gelohnt: Als Frau S.M. uns verließ, war sie nicht nur körperlich gesund; sie fühlte sich auch innerlich frei und war sehr zuversichtlich.

Durchfall: Viele Ursachen, gute Hilfen

Kaum eine andere Körperfunktion ist derart individuell verschieden wie der Stuhlgang. Er ist vor allem abhängig von der Ernährung und dem Alter des Menschen, auch von dessen psychischer Belastung und von seinem körperlichen Zustand. Als normal gilt Stuhlgang sowohl einmal in drei Tagen als auch dreimal am Tag, mit dem insgesamt nicht mehr als 300 Gramm Nahrungsreste, Bakterien und Wasser ausgeschieden werden. Krankhaft sind täglich mehr als drei Entleerungen des Darmes, die ein größeres Volumen haben und die von breiiger bis flüssiger Beschaffenheit sind, weil typischerweise bei solch einer Diarrhoe (= Durchfall) mehr Wasser als gewöhnlich abgeht.

Der Durchfall ist keine Krankheit an sich, vielmehr ein Symptom, das die Folge einer Vielzahl von Ursachen sein kann. Unterschieden wird zwischen der »akuten Diarrhoe«, die nur einige Tage lang andauert und zumeist spontan ohne besondere Behandlung wieder vergeht, sowie der »chronischen Diarrhoe«, die sich länger als zwei Wochen hinzieht und immer wieder auftritt; sie muß unbedingt von einem Arzt abgeklärt werden, weil eine bedrohliche Erkrankung dahinterstecken kann.

Frau A. K., 45 Jahre, Chefsekretärin in einem großen Industrieunternehmen, kam deswegen zu uns ins Schwarzwald Sanatorium Obertal. Seit Jahren schon hatte sie unter ständig wiederkehrenden heftigen Durchfällen zu leiden. Die Frau war nicht nur erschreckend abgemagert; im nachhinein konnten noch schlimmere Folgen für ihre Gesundheit auf die eigentliche Erkrankung zurückgeführt werden. So war es bereits zu einer Entkalkung der Knochen im Sinne einer Osteoporose gekommen und dadurch bedingt zu starken Rückenschmerzen (wie sie gewöhnlich erst nach den Wechseljahren einer Frau entstehen können); Ödeme ließen Gewebe anschwellen, vor allem im Gesicht; Mißempfindungen wie Zungenbrennen waren störend zu verspüren, und auf der Haut erschienen zunehmend mehr unschöne Altersflecke. Anfänglich versuchte Frau A. K., sich selbst zu helfen, indem sie sich strikt vegetarisch ernährte. Dabei besserte sich zwar ihr Zustand etwas, aber diese selbstverordnete Diät war nicht durchzuhalten. Beruflich bedingt mußte die Chefsekretärin sehr häufig an Geschäftsessen teilnehmen und hatte hinterher stets wieder unter heftigen Durchfällen zu leiden.

Solch eine chronische Diarrhoe hat viele mögliche Ursachen, zum Beispiel chronisch entzündliche Darmerkrankungen, Reizdarm, Nahrungsmittelallergien, Entzündung von Divertikeln, Darmkrebs oder Mißbrauch von Abführmitteln bei Verstopfung (mehr darüber jeweils in den einzelnen Abschnitten dieses Kapitels). Sie ist nur dann zu heilen, wenn ihre eigentliche Ursache behandelt wird. Auch in diesen Fällen ist vor die Therapie die richtige Diagnose gesetzt. Diese zu stellen, ist wegen der Vielzahl der Ursachen nicht immer leicht; manchmal jedoch gibt der Patient selbst den entscheidenden Hinweis. So war das auch bei Frau A. K. der Fall.

Sie berichtete uns von einer Beobachtung: Ihr Stuhlgang hatte sich verändert; er war nun nicht mehr nur breiig und übelriechend wie bisher, sondern glänzte auch noch ziemlich stark. Das lenkte unseren Verdacht auf eine Krankheit, die »nicht-tropische Sprue« oder »Zöliakie« genannt wird. Deren Ursache ist eine angeborene Unverträglichkeit gegen das sogenannte Klebereiweiß (= Gluten), das vor allem in Weizen und Roggen, auch in Gerste und Hafer enthalten ist. Wird es mit der Nahrung aufgenommen, führt das Gluten zu schweren Veränderungen der Schleimhaut im Dünndarm und infolgedessen zu einer sogenannten Malabsorption. Das bedeutet: Aus dem Darminhalt können nicht mehr ausreichende Mengen von lebensnotwendigen Nährstoffen aufgenommen werden, ein allzu großer Anteil wird ungenutzt ausgeschieden. Geschieht das mit Fetten, kommt es zum sogenannten Fettdurchfall (= Steatorrhoe), der auffallend glänzt – genau so, wie ihn Frau A. K. geschildert hatte.

Spezielle Tests im Labor bestätigten unseren Verdacht. Der »Vitamin-A-Toleranztest« ergab eine verminderte Aufnahme von Fetten und der »Kohlenhydrat-Malabsorptionstest« dasselbe für Kohlenhydrate; zudem war der Eiweißspiegel im Blut zu niedrig. Kein Zweifel: Frau A. K. war an nicht-tropischer Sprue erkrankt.

Eine direkte Folge der daraus entstehenden Malabsorption ist der Durchfall. Weil mehr Kohlenhydrate im Darm verbleiben, halten sie auch mehr Wasser fest, und weil mehr Fette in den Dickdarm gelangen, sondert dieser sogar mehr Wasser ab, als er dem Nahrungsbrei entzieht; zwangsläufig kommt es häufiger zu Stuhlgang mit größerem Volumen und von breiiger Beschaffenheit.

Indirekt führt die Malabsorption über einen Mangel an lebensnotwendigen Nährstoffen im Organismus zu einer Reihe weiterer Gesundheitsstörungen, die auch bei unserer Patientin auftraten. Ein Mangel an Mineralstoffen und Vitaminen war schuld gewesen an der frühzeitigen Osteoporose, ebenso am Zungenbrennen und an den Altersflecken; wegen des Mangels an Eiweiß im Blut konnte Flüssigkeit ins Gewebe austreten und die Ödeme entstehen lassen; der Mangel an Fetten und Kohlenhydraten und damit auch an Kalorien hatte die Frau bis zum Untergewicht abmagern lassen. Gegen die verschiedenen Folgen und gegen deren eigentliche Ursache wurden in der Therapie auch verschiedene Mittel und Methoden angewendet.

Die schweren Störungen im Vitamin- und Mineralstoffhaushalt wurden durch Zufuhr der fehlenden Nährstoffe beseitigt. Das geschah zunächst durch intravenöse Infusionen, um den Mangel möglichst rasch auszugleichen, und später durch die Mittel unserer Vital-Plus-Therapie (siehe S. 67), welche die Patientin heute noch anwendet.

Grundlage der weiteren Behandlung war eine immunmodulierende Therapie mit Thymosand® (siehe S. 58). Mit Hilfe einer Symbioselenkung (siehe S. 60) wurde wieder eine gesunde Darmflora aus nützlichen Bakterien geschaffen. Zur Unterstützung der Verdauung wurden Präparate mit Enzymen (siehe S. 73) verabreicht. Die Seropunktur (siehe S. 72) wurde ebenfalls genutzt, um gezielt die Funktion von Leber und Bauchspeicheldrüse anzuregen und darüber hinaus die Aktivitäten weiterer innerer Organe zu harmonisieren. Und weil die Abmagerung zu einer Muskelschwäche geführt hatte, erhielt die Patientin bei uns auch noch eine gezielte krankengymnastische Therapie.

Wichtigste Maßnahme jedoch war und ist eine Änderung der Ernährung. Frau A. K. muß eine glutenfreie Diät einhalten, in der Getreide durch Reis, Mais, Kartoffeln ersetzt sind; Obst und Gemüse, Fleisch und Fisch sind erlaubt; Milchprodukte wurden erst später wieder hinzugegeben, weil in vielen dieser Fälle zugleich eine Unverträglichkeit gegen Milchzucker besteht. Unter dieser Diät konnten die Schäden, die das Gluten in der Schleimhaut des Dünndarms angerichtet hatte, langsam wieder abklingen. Die Durchfälle hörten auf, und der Zustand der Patientin besserte sich zusehends. Heute ist Frau A. K. praktisch gesund. Zwar besteht nach wie vor die Unverträglichkeit von Gluten, aber diese bereitet keine Beschwerden mehr – auch keinen Durchfall.

Soweit dieser Fall einer chronischen Diarrhoe aus unserer Praxis im Schwarzwald Sanatorium Obertal. Sein Beispiel soll verdeutlichen, welch ungewöhnliche Ursachen ständig wiederkehrender Durchfall haben und wie erfolgreich die Behandlung sein kann.

Weitaus häufiger ist die akute Diarrhoe, die nur einige Tage andauert und zumeist von selbst wieder vergeht. In der überwiegenden Zahl der Fälle ist dieser Durchfall die Folge einer Infektion mit Bakterien, die mit verunreinigten Lebensmitteln oder Trinkwasser aufgenommen werden; hierzulande sind das, um nur einige zu nennen, zunehmend häufiger Salmonellen und in ent fernten Reiseländern nach wie vor krank machende Stämme von Escherichia coli (zu deren Gattung auch die hilfreichen Kolibakterien in der Darmflora des gesunden Menschen gehören).

Sind viele dieser Erreger in den Darm eingedrungen, veranlassen entweder sie selbst oder von ihnen abgesonderte Giftstoffe dessen Zellen dazu, mehr Wasser abzugeben (= sezernieren), als sie aus den Nahrungsmitteln aufnehmen (= absorbieren); das führt zu einer sogenannten sekretorischen Diarrhoe. Diese ist zwar sehr unangenehm, zumal wenn sie mit Blähungen, Bauchschmerzen und Mattigkeit verbunden ist. Sie ist aber relativ harmlos, weil in der Regel der Organismus sich binnen weniger Tage selbst von den Erregern befreit, die Infektion spontan ausheilt, die Beschwerden von selbst vergehen.

Gänzlich ungefährlich jedoch ist dieser Durchfall nicht. Mit ihm kann nämlich der Körper zuviel Flüssigkeit und zuviel Elektrolyte verlieren (Elektrolyte sind lebenswichtige Mineralstoffe, die in den Körperflüssigkeiten in elektrisch geladene Ionen zerfallen; neben anderen gehören Magnesium und Kalium ebenso dazu wie Bikarbonat und Chlorid). Infolgedessen kann es zum Kreislaufkollaps kommen, und zwar besonders schnell bei Kindern sowie bei alten und gebrechlichen Menschen. Bei einer akuten Diarrhoe kommt es deshalb vor allem darauf an, zunächst nichts zu essen und dann so rasch wie möglich den Verlust an Flüssigkeit und an Mineralstoffen auszugleichen. Zu diesem Zweck gibt es in der Apotheke spezielle Pulver und Tabletten, die mit reichlich Wasser einzunehmen sind. Notfalls kann man sich auch mit einem Ersatz nach diesem Rezept behelfen: 2 Eßlöffel Traubenzucker, 1 Teelöffel Kochsalz, ½ Teelöffel Natron in 1 Liter abgekochtem Wasser auflösen (wenn möglich, noch etwas Kaliumsalz hinzugeben); mindestens zwei Liter dieser Lösung pro Tag trinken. Ein anderer guter Tip für ein wirksames Provisorium: Zimmerwarme Cola mit Salzstangen gut umrühren, um die Kohlensäure entweichen zu lassen; die Limonade schluckweise trinken und dazu die Salzstangen essen; auch so wird der Organismus zusätzlich mit Flüssigkeit und mit Mineralstoffen versorgt. Diese Maßnahmen sind so lange fortzuführen, wie der Durchfall andauert. Was jeder Betroffene sonst noch zur Selbsthilfe gegen Durchfall tun kann, ist:

▷ Im Bett bleiben, um dem angegriffenen Körper die Ruhe zum Gesundwerden zu verschaffen. Währenddessen die Beschwerden im Bauch durch einen Leberwickel lindern: Eine warme Wärmflasche in ein feuchtwarmes Tuch wickeln und so lange auf dem Bauch liegen lassen, bis sie abkühlt; diesen Wickel mehrfach wiederholen.

▷ Nichts essen, um den Darm zu entlasten, jedoch viel trinken. Eine Faustregel besagt, etwa viermal mehr Flüssigkeit aufzunehmen, als man es sonst tut. Geeignete Getränke sind – außer den oben genannten – Mineralwasser, Fruchtsäfte, insbesondere Heidelbeersaft (siehe S. 79), sowie gesüßter schwarzer Tee, der etwa 20 Minuten lang im Wasser ziehen muß. Solch ein Tee ist doppelt gut wirksam: Zum einen enthält er den Gerbstoff Tannin, der dem geschädigten Darm gut tut, und zum anderen bewirkt der Zucker in ihm, daß die lebenswichtigen Mineralstoffe besser durch die Darmschleimhaut aufgenommen werden. Es gibt noch einen speziellen »Stopf-Tee« mit Wirkstoffen aus der Heidelbeere – Rezept auf Seite 79.

▷ Ab dem zweiten oder dritten Tag wieder etwas essen, jedoch mit Bedacht. Am besten mit geriebenen Äpfeln oder mit einer Karottensuppe beginnen, empfehlenswert sind auch leicht gesalzener Hafer- oder Reisschleim. Ganz allmählich zur Normalkost zurückkehren.

Stopfende Medikamente sind in den meisten Fällen wenig sinnvoll. Der akute Durchfall ist schließlich eine natürliche Abwehrreaktion, mit der sich der Körper von krank machenden Erregern und schädigenden Stoffen befreit. Werden die sogenannten Antidiarrhoika dagegen eingenommen, wird diese Reaktion unterdrückt. Die Beschwerden vergehen zwar rasch, aber die Bakterien bleiben länger im Darm zurück, können sich dort ausbreiten und sogar in umgebendes Gewebe eindringen. Medikamente sollten deshalb nur bei schwerem, länger andauerndem Durchfall und nur auf Anordnung des Arztes angewendet werden. Ausnahmen von dieser Regel sind die Medizinalkohle, die Bakterien und deren Giftstoffe an sich bindet (siehe auch S. 81) und Hefe-Präparate, deren Zellen die »Arme« (= Fimbrien) der Bakterien gewissermaßen festhalten, so daß sich diese nicht länger an der Darmwand festsetzen.

Jede Diarrhoe, die den Körper des Menschen sehr schwächt, sollte sofort von einem Arzt behandelt werden. Unbedingt zum Arzt muß auch jeder Mensch mit einer akuten Diarrhoe, falls diese länger als zwei Tage unvermindert andauert, falls der Durchfall mehrmals in einer Stunde auftritt, falls der Durchfall sehr dünn und/oder mit Blut beziehungsweise Schleim versetzt ist. In diesen Fällen kann eine ernsthafte Erkrankung die Ursache sein, die der Arzt erkennen und behandeln muß, um Schlimmeres zu verhindern.

Auch für den Durchfall gilt der Grundsatz: Vorbeugen ist besser als leiden. Das sollten vor allem die Touristen bedenken, die in ferne Länder reisen, in denen die Hygiene nicht den gewohnten Standard hat. Weil allzu viele von ihnen das nicht tun, wird jeder dritte Ferntourist bereits während der ersten Reisetage das Opfer von »La Tourista«, »Montezumas Rache« oder »Allahs Zorn«, wie die Spitznamen dieser Reise-Diarrhoe lauten; bei jedem dritten der Betroffenen wiederum verläuft diese Erkrankung so schwer, daß er zumindest einige Tage im Hotel bleiben und auf Erlebnisse verzichten muß. Vorbeugen gegen Durchfall auf Reisen ist durchaus möglich, wenn man einige bewährte Regeln befolgt:

▷ Nur original abgefüllte Getränke aus Flaschen und Dosen trinken. Kein Eis zur Kühlung von Spirituosen benutzen. Ungekochtes Leitungswasser nicht einmal zum Zähneputzen verwenden, statt dessen Mineralwasser aus der Flasche. Frisch gepreßte Fruchtsäfte auf der Straße ebenso meiden wie offen ausgeschenkte Erfrischungsgetränke.

▷ Nur gekochte und gebratene Speisen verzehren, und zwar möglichst gleich nach deren Zubereitung. Nicht ausreichend gegarte Meeresfrüchte, rohes Fleisch, Rohkostsalate, Speiseeis im Handverkauf sind abzulehnen. Nur solches Obst essen, das man schälen kann; selbst gründliches Waschen bietet keinen sicheren Schutz vor einer Darminfektion, zumal die Erreger aus dem Wasser auf das Obst gelangen können. Grundsätzlich gilt für den Verzehr von Lebensmitteln auf Fernreisen das englische Sprichwort: »boil it, cook it, peel it or forget it« (= garen, kochen, schälen oder vergessen).

▷ Strände meiden, neben denen Flüsse oder Rohrleitungen münden; gesünder ist es, im Schwimmbecken mit gechlortem Wasser zu baden. Häufiger als zu Hause die Hände waschen, besonders gründlich vor den Mahlzeiten.

An dieser Stelle soll noch erwähnt werden, daß die akute Diarrhoe auch andere Ursachen haben kann als eine Infektion mit Bakterien. Sie kann die unerwünschte Nebenwirkung einer Behandlung mit Antibiotika sein, welche nicht nur krank machende Erreger vernichten, sondern auch die nützlichen Bakterien der Darmflora (siehe S. 25). Sie kann von starken psychischen Belastungen herrühren; wenn etwa Lampenfieber oder Prüfungsangst »auf den Darm schlägt«, wird der Nahrungsbrei so schnell hindurchtransportiert und so wenig Wasser aus ihm aufgenommen, daß er buchstäblich »in die Hose geht«. Sie kann durch künstliche Süßstoffe wie Sorbit verursacht sein, die vom Dünndarm nicht aufgenommen werden; sie bewirken eine verzögerte Aufnahme von Nährstoffen und eine schnellere Bewegung des Darmes und führen darüber zum Durchfall. Weil diese künstlichen Süßstoffe in kalorienarmen Lebensmitteln und in manchen Süßigkeiten enthalten sind, spricht man in diesen Fällen sogar von einer »Diät- bzw. Kaugummi-Diarrhoe«.

Hautkrankheiten: Neurodermitis kann aus dem Darm kommen

Zwischen dem Zustand der Haut und der Funktion des Darmes bestehen vielfältige Zusammenhänge. Ist der Darm gestört, kann das der Haut schaden. Daß Akne bei Jugendlichen durch eine sogenannte Autointoxikation (siehe S. 89) verursacht sein kann, ist eine seit langem bekannte Tatsache. Neu dagegen ist die Erkenntnis, daß an vielen Fällen von Psoriasis (= Schuppenflechte), seborrhoischem Ekzem und Neurodermitis der Darm wesentlich beteiligt ist. Diese weitverbreiteten Hautkrankheiten haben eines gemeinsam: Die Veranlagung dazu wird zwar vererbt, ausgelöst aber werden sie durch äußere Faktoren – und zwar zunehmend häufiger durch übermäßiges Wachstum von bestimmten Hefepilzen im Darm bei einer Candidiasis (siehe S. 98).

Frau A. R., 33 Jahre, wissenschaftliche Mitarbeiterin an einer Universität, war ein Opfer dieser Krankheit gewesen. Entstanden war diese in der Zeit zwischen Abschluß des Studiums und Antritt der Arbeitsstelle. Um die Monate zu überbrücken, hatte die Frau in einer Gaststätte gearbeitet, währenddessen sich sehr einseitig ernährt und auch reichlich Alkohol getrunken; zudem hatte sie gegen ihren Biorhythmus gelebt, weil sie als ausgeprägter Morgenmensch bis in die Nacht hinein tätig sein mußte. Diese Faktoren zusammen hatten die körpereigene Abwehr im Darm aus Bakterien und Immunsystem geschwächt, so daß der Hefepilz Candida albicans sich ungehemmt ausbreiten konnte. Erstes Symptom dieser Candidiasis war ein vermehrter Ausfluß aus der Scheide infolge einer Entzündung. Diese wurde mit einem speziellen Antimykotikum behandelt, das die Hefepilze sicher abtötete und die Infektion schnell vergessen ließ. Wenige Wochen später erkrankte die Frau aufs neue, diesmal an heftigen Hautausschlägen mit starkem Juckreiz. Der Hautarzt stellte die richtige Diagnose: Neurodermitis!

Das ist zwar in den meisten Fällen eine Hautkrankheit der Kinder, sie kann aber auch in späteren Jahren auftreten. Typisch dafür sind kleine Bläschen, Knötchen und ekzemartige Veränderungen, die mit einem außerordentlich quälenden Juckreiz verbunden sind, so daß Patienten sich kratzen, bis sie bluten. Die Haut ist trocken und glanzlos, ihre Oberfläche erscheint vergröbert. Bei Kindern sind vor allem die Streckseiten der Gelenke betroffen, bei Erwachsenen darüber hinaus auch Gesicht, Hals, Nacken, Schultern – das war bei Frau A. R. der Fall.

Aufgrund der Vorgeschichte vermutete der Hautarzt als Ursache der Neurodermitis ebenfalls eine Candidiasis. Doch weder in einem Abstrich aus der Scheide noch in einer Probe vom Stuhlgang ließen sich die Hefepilze der Art Candida albicans nachweisen. Er verordnete deshalb eine Therapie mit den dafür üblichen Medikamenten gegen Neurodermitis, zu denen auch Kortison gehört. Der Zustand der Haut besserte sich leider nicht.

Die Patientin versuchte, sich selbst zu kurieren. Sie erprobte sehr einseitige Diäten, weil sie eine Nahrungsmittelunverträglichkeit als Ursache der Hautkrankheit vermutete – erfolglos. Sie behandelte sich nach eigenem Gutdünken erneut mit dem Antimykotikum, weil ihr das ja damals so gut geholfen hatte. Diesmal hatte es fatale Folgen. Die Veränderungen der Haut wurden noch stärker, und hinzu kamen Übelkeit, Durchfall, Kopfschmerzen als neue Beschwerden. Die Frau setzte das Medikament sehr schnell wieder ab.

Zu dieser Zeit erhielt Frau A. R. von einer Freundin den Tip: Schwarzwald Sanatorium Obertal! Am Abend vor der Abreise trafen sich die beiden noch einmal und tranken gemeinsam eine Flasche Wein. Das war unserer Patientin schlecht bekommen. Denn bei der gründlichen körperlichen Untersuchung sahen wir auffällige Effloreszenzen (= krankhafte Veränderungen der Haut), die bis handtellergroß und teils aufgekratzt waren. Ansonsten war der Befund unauffällig; abgesehen von einer Abweichung im Immunstatus galt das auch für die Laborkontrollen. Selbst eine erste Untersuchung des Stuhls hatte keinen Hinweis auf Candida albicans im Darm ergeben. Wir griffen deshalb zu einem kleinen Trick: Die Patientin mußte etwas verdünnten Obstessig trinken; dieser schafft im Darm ein neutrales Milieu, in dem sich festsitzende Hefepilze von der Darmwand lösen und mit dem Stuhl ausgeschieden werden. In der nächsten Stuhlprobe waren denn auch deutlich vermehrte Mengen von Candida albicans nachzuweisen – also doch: Candidiasis war der Auslöser der Neurodermitis.

Zur Behandlung der Hautkrankheit setzten wir gezielt verschiedene Methoden ein. In erster Linie handelte es sich hierbei um ein Anti-Pilz-Medikament, das die Erreger abtötet, sowie eine Anti-Pilz-Diät, die den Hefepilzen gewissermaßen den Nährboden entzieht. Das Medikament hatte zwar dieselben unerwünschten Auswirkungen auf die Haut und auf den Darm wie zuvor; diesmal aber hatten wir die Patientin dahingehend informiert, daß solch eine Erstverschlechterung (siehe auch S. 103) nichts Ungewöhnliches ist und nur wenige Tage andauert – was sich auch in diesem Fall bestätigte. Die Diät war so zusammengestellt, daß sie überhaupt keinen Zucker und nur wenig Kohlenhydrate enthielt, also keinerlei Süßigkeiten, kein Brot und Gebäck aus Weißmehl, keine Früchte und Fruchtsäfte (mehr darüber auf S. 102). Vor jeder Mahlzeit mußte die Patientin ein Glas verdünnten Obstessig und über den Tag verteilt insgesamt drei Liter Mineralwasser trinken, um die Ausscheidung der Hefepilze aus dem Darm zu fördern. Kaffee und Alkohol waren währenddessen verboten, weil diese Genußgifte den Erfolg der Behandlung gefährden können.

Zur Unterstützung dieser Therapie führten wir eine Symbioselenkung (siehe S. 60) durch, um wieder eine gesunde Darmflora (siehe S. 20) aufzubauen. Anfangs veabreichten wir Bestandteile (= Autolysate) und Stoffwechselprodukte von Bakterien, um den Darm wieder an die für ihn nützlichen Keime zu gewöhnen; anschließend wurden lebende Darmbakterien gegeben. Zugleich wurde die Ernährung auf eine vollwertige Kost mit einem hohen Anteil an pflanzlichen Nahrungsmitteln umgestellt; das geschah allmählich, über Wochen hinweg, um den Darm nicht allzu plötzlich zusätzlich zu belasten.

Im Rahmen unserer Sechs-Phasen-Therapie nutzten wir auch die immunmodulierende Therapie mit Thymosand® (siehe S. 58), um die festgestellte Schwäche des Immunsystems bei der Patientin auszugleichen, sowie unsere Vital-Plus-Therapie (siehe S. 67), die wir in diesem Fall um zwei natürliche Substanzen ergänzten, die erfahrungsgemäß gut wirksam sind bei Neurodermitis. Das sind die Gamma-Linolensäure, die in Form von Kernöl in der Nachtkerze und in der schwarzen Johannisbeere enthalten ist sowie als Getreidekeimöl aus Hafer und Gerste gewonnen wird, und die Omega-3-Fettsäure, die aus Meeresfischen in kalten Gewässern stammt und deshalb auch Bestandteil vom Lebertran ist.

Trotz des großen Aufwandes sind bei solchen Patienten keine Wunder zu erwarten. Neurodermitis ist eine überaus hartnäckige Hautkrankheit, die den Patienten größte Geduld abverlangt – und auch den Ärzten. In unserer Gesprächstherapie hatten wir deshalb Frau A. R. vor einer übergroßen Erwartungshaltung bewahren wollen. Das ist uns nicht ganz gelungen. Zwar besserte sich der Juckreiz, und auch die Rötung bildete sich etwas zurück, aber die Effloreszenzen der Haut waren unverändert groß. Unsere Patientin war von diesem Behandlungsergebnis anfangs enttäuscht. Vor ihrer Abreise legten wir ihr nahe, zu Hause die Therapie mit dem Anti-Pilz-Medikament nicht vorzeitig abzubrechen und die Anti-Pilz-Ernährung möglichst konsequent durchzuhalten. Wir empfahlen ihr zudem, nach einem halben Jahr wieder zu uns ins Schwarzwald Sanatorium Obertal zu kommen, um durch eine neuerliche Symbioselenkung den Kampf gegen die Hefepilze im Darm zu unterstützen sowie durch eine Thymosand-Therapie eine mögliche Abwehrschwäche in deren Gefolge zu beseitigen.

So recht glaubten wir nicht daran, Frau A. R. noch einmal zu sehen. Um so erstaunter waren wir, als sie tatsächlich nach sieben Monaten wiederkam. Sie hatte zwischenzeitlich unsere Ratschläge befolgt und deshalb eine weitere Besserung der Neurodermitis erreicht. Nicht nur der Juckreiz war deutlich geringer, auch die Hautveränderungen waren wesentlich kleiner geworden; bis auf kleine Effloreszenzen an den Ellenbogen hatte sie kaum Probleme mit der Haut gehabt; in der Stuhlprobe ließen sich Hefepilze nicht mehr nachweisen. Unsere Patientin fühlte sich bereits sehr viel wohler und leistungsfähiger. Dennoch ließ sie sich erneut mit Thymosand® und Symbioselenkung behandeln, damit es nicht zu einem Rückfall der Candidiasis kommt.

Infektionen: Wie Frauenleiden über den Darm geheilt werden

Infektionen der Harnwege sind eine der häufigsten Krankheiten von Frauen. Bei sehr vielen Frauen kommt es immer wieder zu den Entzündungen von Harnröhre und Harnblase, die bis in die Nieren aufsteigen können; sie leiden dann unter häufigem, nicht immer schmerzhaftem Harndrang, selbst bei leerer Blase und vor allem bei Nacht, sowie unter Brennen beim Wasserlassen. Unter der Behandlung mit Antibiotika heilt zwar nach einiger Zeit die Harnwegsinfektion und deren Beschwerden vergehen, aber ihre Erreger können jederzeit zurückkehren – und zwar aus dem Darm.

Wieso sie vor allem Frauen krank machen, ist mit der Anatomie erklärt: Die weiblichen Geschlechtsorgane liegen viel näher am Darmausgang als die des Mannes, und deshalb haben die Erreger einen kürzeren Weg dorthin; zudem ist die Harnröhre der Frau wesentlich kürzer, so daß die Erreger leichter durch sie hindurch zur Harnblase aufsteigen können.

Die Erreger der Harnwegsinfektionen sind zwar häufig Bakterien, überwiegend Kolibakterien aus Stämmen, die nahe verwandt sind mit nützlichen Angehörigen der Darmflora (siehe S. 20), jedoch anders als diese krank machende Eigenschaften entwickelt haben. Aber zunehmend häufiger werden Entzündungen der Harnröhre und Harnblase von Hefepilzen der Art Candida albicans verursacht. Diese leben ebenfalls im Darm. Solange sie durch die nützlichen Bakterien und das spezifische Immunsystem dort in Schach gehalten werden, sind sie harmlos. Sind jedoch ihre natürlichen Gegenspieler geschwächt, vermehren sich die Hefepilze ungehemmt, und es kommt zur sogenannten Candidiasis (mehr darüber ab S. 98). Nun wird ein Teil dieser Hefepilze mit dem Stuhl ausgeschieden. Durch sogenannte Schmierinfektion beim Säubern nach dem Stuhlgang gelangen sie zu den Geschlechtsorganen, setzen sich dort fest und gedeihen in dem feuchtwarmen Milieu besonders gut. Aus diesen Grundlagen ergibt sich ein guter Rat zur Vorbeugung: Sorgfältige Hygiene auf der Toilette hemmt die Ausbreitung der Hefepilze; mit dem Papier stets von vorn nach hinten wischen – niemals umgekehrt!

Frau W. M., 62 Jahre, Hausfrau, litt seit Jahren schon unter chronischen Harnwegsinfektionen. Deren eigentliche Ursache wurde nicht erkannt. Weil sie an Diabetes erkrankt war, wurden alle Beschwerden mit dieser Zuckerkrankheit in Zusammenhang gebracht, auch der Juckreiz in der Scheide, der vermehrte Ausfluß, immer wieder auftretende Krämpfe im Unterleib. Das sind zwar typische Symptome eines Diabetes, sie können aber durchaus andere Ursachen haben – beispielsweise eine Pilzerkrankung. Übrigens: Es ist keineswegs selten, daß beide Krankheiten gemeinsam auftreten; denn bei erhöhten Blutzuckerwerten vermehren sich Pilze besonders schnell, weil Zucker ihre bevorzugte Nahrungsgrundlage ist.

Wegen der Zuckerkrankheit kam Frau W. M. zu uns ins Schwarzwald Sanatorium Obertal. Sie hatte gelesen, daß wir Diabetes – neben der speziellen Einstellung – auch mit unserer Vital-Plus-Therapie (siehe S. 67) nach den Prinzipien der sogenannten Orthomolekularen Medizin behandeln und daß es damit möglich ist, auch diese Stoffwechselstörung günstig zu beeinflussen. Sie hoffte sehr darauf, weil sich bei ihr der Diabetes verschlechtert hatte, so daß Diät allein dagegen nicht mehr genügte und zusätzlich Medikamente eingesetzt werden sollten. Bei der gründlichen Untersuchung schilderte sie uns ihre Beschwerden so genau, daß wir die Harnwegsinfektion mit Pilzen sofort vermuteten und spezielle Laborkontrollen veranlaßten. Sowohl der Urin als auch der Stuhl der Patientin wurden auf Hefepilze hin untersucht. Der Befund war positiv, die Diagnose eindeutig: Candidiasis!

Die Therapie erfolgte mit den dafür üblichen Methoden: mit einem Anti-Pilz-Medikament, das direkt gegen die Hefepilze wirkt (= Antimykotikum), und mit einer Anti-Pilz-Diät, die diesen Erregern gewissermaßen den Nährboden entzieht, weil sie keinerlei Zucker und relativ wenig Kohlenhydrate enthält (siehe S. 102). In diesem Fall war die Diät doppelt gut. Die Patientin verlor dadurch etwas von ihrem Übergewicht, so daß ihr Körper nun weniger von dem Hormon Insulin aus der Bauchspeicheldrüse brauchte und der Stoffwechsel mit der verringerten Menge daran besser zurechtkam. Im weiteren Verlauf der Behandlung wurde sie allmählich auf eine vollwertige Ernährung mit einem hohen Anteil an pflanzlichen Nahrungsmitteln umgestellt. Abschließend führten wir eine Symbioselenkung (siehe S. 60) durch, um im Darm wieder eine genügend große Anzahl von gesunden Bakterien anzusiedeln, die künftig die Hefepilze dort niederhalten sollten. Das tun sie offensichtlich, denn Frau W. M. blieb seitdem von Harnwegsinfektionen verschont.

Ihre Behandlung bei uns war damit noch nicht beendet. Die Laborkontrollen hatten ergeben, daß es der Patientin deutlich an Zink, Chrom und Mangan mangelte. Diese Spurenelemente haben große Bedeutung für den Zuckerstoffwechsel. Sie sind unverzichtbar für die Funktion des Hormons Insulin und des sogenannten Glukosetoleranzfaktors. Mangelt es an ihnen, kann der Blutzucker nicht mehr richtig verwertet werden, und der Blutzuckerspiegel steigt an. Um den Fehlbestand daran auszugleichen, wurden Zink, Chrom und Mangan so lange zugeführt, bis die gravierenden Lücken geschlossen waren; weiterhin wurde die Vital-Plus-Therapie mit unseren vier Säulen durchgeführt. Daß diese Therapie richtig war, dokumentierten die Untersuchungen: Die Blutzuckerwerte lagen nun im oberen Normbereich; eine Behandlung der Zuckerkrankheit mit Medikamenten war nicht mehr nötig, die Diät genügte auch weiterhin. Zugleich war damit das Risiko einer Rückkehr der Candidiasis gesunken, weil nun die Pilze keinen so guten Nährboden mehr hatten.

Den Erfolg der Behandlung bestätigte die Patientin: Sie fühlte sich zunehmend wohler, wurde aktiver und war viel zuversichtlicher, als sie es bei der Ankunft gewesen ist. Nur etwas quälte sie noch: Sie mußte nach wie vor sehr häufig zum Wasserlassen und sich dabei jedesmal sehr beeilen. Auch gegen diese »Blasenschwäche« war Hilfe möglich. Durch individuelle Krankengymnastik wurde Frau W. M. dazu gebracht, die Schließmuskulatur der Blase und die Muskulatur des Beckenbodens zu trainieren und zu stärken. Seitdem sie das tut, hat sie kaum noch Probleme damit.

Reizdarm: Nicht gefährlich, immer lästig

Wer häufig unter Durchfall und Verstopfung oder immer wieder unter krampfartigen Schmerzen im Bauchraum zu leiden hat, muß annehmen, daß sein Darm erkrankt ist. Wer dieser Beschwerden wegen zum Arzt geht, der erfährt in den meisten Fällen etwas Unerwartetes: Der Darm an sich ist ganz gesund, die Symptome sind vielmehr die Folge einer übermäßigen körperlichen Reaktion auf psychische Reize.

Psychische Reize, die hier buchstäblich »auf den Darm schlagen«, können ungelöste seelische Konflikte, psychosozialer Streß in Ehe, Familie, Beruf sowie gefühlsmäßige Erregung aus den verschiedensten Gründen sein. Die körperliche Reaktion darauf ist eine Störung in der Funktion des Dickdarms: Weil dieser seine Kontraktionen ungewöhnlich verstärkt, verkrampft sich die Muskulatur und der Nahrungsbrei bleibt liegen, was zur Verstopfung führt und Schmerzen bereitet; geschieht dasselbe wiederholt im Mastdarm, kommt es – ganz im Gegensatz – zu Durchfällen, die vor allem morgens auftreten, und zwar mehrfach in einer einzigen Stunde. Voraussetzung für solch eine übermäßige körperliche Reaktion auf psychische Reize ist eine angeborene Übererregbarkeit des Nervensystems, das weitgehend selbständig die Funktionen des Darmes steuert (siehe S. 32).

»Colon irritabile« und »Reizdarm« wird diese funktionelle Störung genannt. Sie ist ungemein weit verbreitet: Bei fast jedem zweiten Patienten, der mit Magen-Darm-Beschwerden in ihre Praxis kommt, stellen Ärzte diese Diagnose. Überwiegend sind zwar Frauen davon betroffen; daß aber auch Männer sehr darunter zu leiden haben, wissen wir von unseren Patienten.

Herr G. B., 46 Jahre, Studienrat an einem Gymnasium in Süddeutschland, war von Haus aus ein angenehmer, umgänglicher Mensch. Seine Eltern hatten ihn zur Anpassung erzogen. Er zeigte niemals Aggressionen und erwartete dasselbe von seinen Mitmenschen, denn sich zu wehren hatte er nie gelernt. Er führte eine sehr harmonische Ehe; seine Frau beeinflußte ihn positiv dahingehend, »sich nicht alles zu Herzen zu nehmen«, und sie war ihm eine große Hilfe dabei, dennoch auftretende Probleme zu lösen. Das ging so lange gut, bis ein neuer, jüngerer Lehrer an die Schule versetzt wurde. Er war sehr ehrgeizig und rücksichtslos seinen Kollegen gegenüber, insbesondere gegen Herrn G. B. Wurde dieser angegriffen, vermochte er das nicht gleicherart zu erwidern; die Aggressionen, die nun in ihm entstanden, konnte er nicht nach außen ableiten, sondern richtete sie unbewußt gegen sich selbst. Das verleidete ihm nicht nur die Freude am Beruf, sondern trübte auch die Atmosphäre in seiner Familie und führte schließlich in die Krankheit.

Verstopfung und Durchfall setzten ein, die sich relativ plötzlich abwechselten, und immer wieder kam es zu krampfartigen Schmerzen, insbesondere links unten im Bauch. Herr G. B. war sehr besorgt, zumal er niemals zuvor ernstlich erkrankt gewesen war. Er ließ sich deshalb gleich von einem Gastroenterologen (das ist der Arzt für Magen-Darm-Erkrankungen) untersuchen. Das geschah überaus gründlich, mit Koloskopie (= Darmspiegelung) und Röntgenaufnahmen, mit Untersuchungen des Stuhlgangs auf verborgenes Blut und krank machende Keime sowie mit laborchemischen Untersuchungen von Blutproben. Alle Resultate lauteten gleich: Ohne Befund, keine krankhafte Auffälligkeit.

Das erfreute einerseits den Patienten, andererseits erschreckte es ihn auch. Immerhin waren in letzter Zeit seine Bauchschmerzen häufiger geworden, und er hatte beträchtlich abgenommen, wie er an seinem Hosengürtel demonstrierte. Neue Symptome waren hinzugekommen, nämlich häufiges Sodbrennen, vermehrtes Schwitzen, heftige Blähungen. Die Durchfälle am Morgen waren nun so häufig, daß er deswegen wiederholt nicht pünktlich zum Unterricht kam; typisch für diese Durchfälle war, daß der erste Stuhlgang noch einigermaßen fest war und die darauffolgenden immer dünner wurden.

Herr G. B. wollte einfach nicht wahrhaben, daß bei ihm kein organisches Leiden bestand. Er suchte Rat und Hilfe bei mehreren Heilpraktikern, die höchst verschiedene Diagnosen stellten und dementsprechende Therapien durchführten. Alles blieb ohne Erfolg. Rein zufällig las er in einer Zeitschrift einen Bericht über die ganzheitliche Behandlung im Schwarzwald Sanatorium Obertal, und dieser führte ihn zu uns.

Im Gespräch erschien der Patient innerlich sehr angespannt, ängstlich und ungemein beunruhigt wegen der andauernden Beschwerden, die er als mögliche Symptome von Darmkrebs deutete. Seine allgemeine körperliche Verfassung erschien nicht schlecht, und auch sein Ernährungszustand war ausreichend. Auffallend waren das vermehrte Schwitzen und die zunehmende Unruhe. Die gründliche Untersuchung des Darmes ergab auch bei uns keinerlei Auffälligkeiten; lediglich beim Abtasten fand sich im Bereich des linken Unterbauchs ein verdickter, verkrampfter, walzenartig geformter Abschnitt vom Darm, der zudem druckempfindlich war – für uns ein deutlicher Hinweis auf ein irritables Colon. Umfangreiche Untersuchungen im Labor erbrachten ebenfalls keine besorgniserregenden Befunde, lediglich einige leichte Abweichungen, wie eine geringe Disharmonie des Immunsystems im Verhältnis der verschiedenen Immunzellen zueinander bei insgesamt normaler Anzahl, einen Zinkmangel und einen etwas erniedrigten Kaliumspiegel des Blutes sowie eine Störung der Darmflora im Sinne einer mäßigen Dysbiose (siehe S. 24).

Herr G. B. war anfangs enttäuscht, daß wir »keine richtige Krankheit« entdeckt hatten, sondern dieselbe Diagnose stellten: Reizdarm. Wir nahmen uns jedoch mehr Zeit für den Patienten, als es die anderen Ärzte getan hatten. Wir erklärten ihm ganz genau sowohl die Ursachen seiner Beschwerden als auch die ganzheitliche Therapie, mit der wir ihn behandeln würden. Bereits dieses aufklärende Gespräch zeigte bei ihm eine deutlich beruhigende Wirkung.

Im weiteren Verlauf der Behandlung von Herrn G. B. nutzten wir gezielt mehrere Methoden, um die psychischen Störungen als eigentliche Ursachen der körperlichen Symptome auszuschalten. Im Rahmen einer Gesprächstherapie wurde er dazu angeleitet, »positive Aggressionen« auszuleben. Die »Progressive Relaxation nach Jacobson« erleichterte es ihm, von seinen bisherigen Vorstellungen loszukommen und sein Verhalten von grundauf zu ändern (dabei werden systematisch bestimmte Muskelpartien erst angespannt, dann entspannt, und dadurch wird letztendlich ein Zustand von Ruhe und Gelassenheit erreicht).

In der begleitenden Therapie wurden die leichten Abweichungen behandelt, die bei den laborchemischen Untersuchungen festgestellt worden waren: Die Disharmonie im Immunsystem wurde durch eine Immunmodulation mit Thymosand® (siehe S. 58) ausgeglichen; mit Hilfe der Symbioselenkung (siehe S. 60) wurde wieder eine gesunde Darmflora mit den nützlichen Bakterien in der richtigen Anzahl aufgebaut; mit den Präparaten unserer Vital-Plus-Therapie (siehe S. 67) wurden gezielt mehr Zink und Kalium zugeführt sowie weitere Spurenelemente, Mineralstoffe und auch Vitamine, um keinen Mangel daran entstehen zu lassen.

Von großer Bedeutung bei der Behandlung des Reizdarmes ist die Stuhlregulierung. Sie begann auch bei diesem Patienten mit einigen Fastentagen (siehe S. 55), während derer der Darm quasi ruhiggestellt ist. Darauf folgte die Umstellung der Ernährung auf zunehmend pflanzliche, also faserreiche Kost (siehe S. 38); das führte zwar anfangs zu vermehrten Blähungen, die aber mit einer Colonmassage (siehe S. 76) rasch beseitigt werden konnten.

Die körperlichen Beschwerden besserten sich schon bald. Bereits nach einer Woche hatten die Bauchschmerzen deutlich nachgelassen, und der Durchfall trat nicht mehr so häufig auf. Am Ende der dreiwöchigen Behandlung war der Stuhlgang täglich einmal von nahezu normaler Beschaffenheit. Als der Patient uns verließ, hatte er zwar vor allem eine andere, gesunde Einstellung zu seinem Leiden gefunden; er war endlich überzeugt davon, daß der Reizdarm eine äußerst unangenehme, jedoch keine bedrohliche Störung ist und keinesfalls zu Krebs führt. Herr G. B. hatte es aber auch gelernt, mit Aggressionen umzugehen und Streß besser zu ertragen, was ihm in seinem Beruf von großem Nutzen sein wird.

Rheuma: Kranker Darm, kranke Gelenke

Das ist kaum einem der Betroffenen bekannt und wird deshalb im Krankheitsfall noch zu selten bedacht: Es gibt Erreger, die nicht nur eine Entzündung im Dünndarm (= Enteritis) verursachen, sondern darüber hinaus Entzündungen an ganz anderen Stellen des Körpers; beispielsweise können Bakterien aus der Gattung der Yersinien (benannt nach dem französischen Arzt A. J. E. Yersin) noch Wochen später Gelenke krank machen, und zwar durch eine »reaktive Arthritis«, bei der sie selbst nicht einmal mehr am Ort der Entzündung nachzuweisen sind.

Herr J. K., 34 Jahre, Simultandolmetscher, war an einer heftigen »Darmgrippe« erkrankt. Das leichte Fieber, den Durchfall, die Kreislaufschwäche hatte er rasch überwunden, und bald fühlte er sich wieder wohl wie zuvor; daß er dabei drei Pfund abgenommen hatte, war ihm sogar willkommen. Zwei Monate später jedoch begann eine Kette von Erkrankungen, die er sich nicht erklären konnte.

Sie begann mit einer Entzündung der Augen. Der Augenarzt stellte eine leichte Reizung der Bindehaut fest und verordnete Tropfen dagegen. Sie halfen zwar für kurze Zeit, aber die Entzündung kam immer wieder. Es folgten Schwierigkeiten beim Wasserlassen, die der Patient auf eine Blasenentzündung zurückführte. Bis auf leichte Veränderungen im Urin konnte der Urologe jedoch keine Auffälligkeiten von Blase und Nieren entdecken. Auch diese Beschwerden traten wiederholt auf.

Dann erkrankte das rechte Knie. Nach einem, nicht einmal sehr langen, Spaziergang war das Gelenk für kurze Zeit heiß und geschwollen. Als der Mann deswegen zum Orthopäden ging, erschien das Knie wieder ganz normal, und die Untersuchung blieb ohne Befund. Nur eineinhalb Wochen später wiederholte sich das Geschehen, diesmal im linken Knie, mit Überwärmung und Schwellung nach einem kurzen Fußweg nur. Allerdings dauerte es diesmal eine ganze Woche, bis die Symptome vergangen waren.

Es wurde noch schlimmer. In der Folgezeit kam es immer wieder zu Gelenkschmerzen; nicht nur in den Knien, sondern auch im Ellenbogen und zunehmend stärker unter der rechten Ferse. Die Beschwerden wurden so stark, daß der Mann erneut den Orthopäden aufsuchte. Dieser erkannte auf dem Röntgenbild am rechten Fuß einen sogenannten Fersensporn; das ist ein neuentstandener, schmerzhafter Vorsprung am Ansatz von Sehnen dort. Eine orthopädische Einlage im Schuh entlastete diesen Bereich und besserte die Schmerzen, allerdings nur für kurze Zeit. Daraufhin wurde die Diagnose »Weichteilrheumatismus« gestellt, und dagegen wurden Massagen verordnet. Der Erfolg war ebenfalls begrenzt: Vorübergehende Besserung nur, keine Hilfe von Dauer. Die Beschwerden wurden immer stärker.

In dieser schlechten Verfassung kam Herr J. K. zu uns ins Schwarzwald Sanatorium Obertal. Er war erstaunt, daß wir bei der ersten, gründlichen Untersuchung beharrlich nach früheren Infektionskrankheiten fragten. Schließlich erinnerte er sich an die »Darm-grippe«, die er so gut überstanden und deshalb völlig vergessen hatte. Überrascht war er, als wir ihm daraufhin das Krankheitsgeschehen erklären konnten, das zu seinen ebenso vielfältigen wie hartnäckigen Beschwerden geführt hatte.

Die vermeintliche Darmgrippe war eine Infektion mit Yersinien gewesen. Auf diese entzündliche Erkrankung des Dünndarms hatte das Immunsystem der Abwehrkräfte mit einer überschießenden, falschen Antwort reagiert. Folge dessen war eine Autoimmunkrankheit, bei der das Immunsystem körpereigene Zellen als fremd verkennt und angreift. Dieser Irrtum war die eigentliche Ursache für die wiederholten Entzündungen der Gelenke, der Augen, der Harnröhre, der Sehnenansätze sowie der weichteilrheumatischen Beschwerden gewesen. Die Infektion mit den Yersinien hatte nur den Anstoß dazu gegeben; sie werden vor allem durch rohe Lebensmittel wie Milch oder Fleisch übertragen. Die Bakterien selbst waren in den entzündeten Gelenken auch nicht nachzuweisen, jedoch erbrachten die laborchemischen Untersuchungen andere bedeutsame Hinweise. So ließ der sogenannte Immunstatus eine »vermehrte Reagibilität« erkennen, die zu überschießenden Immunantworten führen kann, und bei der Bestimmung von gewissen Strukturmerkmalen auf der Oberfläche von Zellen wurde das sogenannte HLA-B 27 entdeckt, von dem ein noch nicht gänzlich geklärter Zusammenhang mit solch einer reaktiven Arthritis der Gelenke bekannt ist, wie sie bei unserem Patienten bestand. Bei der Behandlung kam es vor allem darauf an, das Immunsystem zu harmonisieren und zu normalisieren. Wir führten deshalb eine immunmodulierende Therapie mit Thymosand® (siehe S. 58) durch. Zusätzlich verabreichten wir im Rahmen unserer Vital-Plus-Therapie (siehe S. 67) die entzündungshemmenden Vitamine E und C sowie das Spurenelement Selen und Beta-Carotin, das eine Vorstufe vom Vitamin A ist. Von besonderer Bedeutung war in diesem Fall die Zufuhr von Enzymen (siehe S. 73). Denn bei Autoimmunerkrankungen wie den reaktiven Arthritiden entstehen häufig sogenannte

Autoimmunkomplexe, welche die Entzündung in den Gelenken noch verschlimmern. Die Enzyme sind ausgezeichnete, natürliche Mittel, diese schädigenden Substanzen abzubauen. Wir kamen nicht umhin, kurzzeitig auch Anti-Rheuma-Medikamente anzuwenden; sie konnten jedoch bereits nach zwei Wochen wieder abgesetzt werden. Die entzündeten Gelenke selbst wurden nach einer vorbereitenden »Kryotherapie« (bei der sie mit Hilfe von flüssigem Stickstoff abgekühlt werden, was entzündungshemmend wirkt) mit einer individuell angepaßten Krankengymnastik behandelt (welche durch gezielte Bewegung deren Funktion verbessert und die Behandlung unterstützt). Der durch die Infektion geschädigte Darm wurde mittels Symbioselenkung (siehe S. 60) stabilisiert.

Diese Behandlung nach den Grundsätzen unserer Sechs-Phasen-Therapie besserte schon bald das Befinden des Patienten. Die Entzündungen blieben aus, und alle Gelenke konnten wieder ungehindert bewegt werden. Selbst das am häufigsten betroffene rechte Kniegelenk machte keine Beschwerden mehr; dort waren bis auf eine leichte, gelenknahe Entkalkung im Röntgenbild keine Auffälligkeiten festzustellen. Um diesen gesunden Zustand zu erhalten, wiederholte Herr J. K. die immunmodulierende Thymosand-Therapie nach einem halben Jahr und dann noch zweimal in Abständen von jeweils einem Jahr bei uns im Schwarzwald Sanatorium Obertal. Das lohnte sich. Die reaktive Arthritis, die eigentlich durch eine Yersinien-Infektion im Darm ausgelöst worden war, ist nie wieder aufgetreten, und sogar die gelenknahe Entkalkung am rechten Knie hat sich zurückgebildet.

Verstopfung: Natürliche Hilfen für den trägen Darm

Die Verdauung bereitet vielen Menschen große Sorgen. Über eine chronische Verstopfung klagen 59 Prozent der Frauen und 23 Prozent der Männer in der Praxis des Arztes, hat eine Umfrage bei Internisten in München ergeben; alles in allem leiden etwa 30 Prozent der Erwachsenen darunter, schätzt die Deutsche Gesellschaft für Ernährung.

In vielen Fällen besteht keine Verstopfung, sondern schlichtweg ein Irrtum. Es wird erwartet, zumindest einmal an jedem Tag Stuhlgang zu haben; das ist auch durchaus anzustreben, jedoch kein Muß. Denn als normal gilt Stuhlgang sowohl dreimal am Tag als auch einmal in drei Tagen. Dessen Häufigkeit ist nämlich individuell verschieden; Abweichungen innerhalb des genannten Zeitraums sind deshalb nicht krankhaft und kein Anlaß zu Besorgnis.

Von einer Obstipation (= Verstopfung) sprechen die Ärzte erst dann, wenn länger als drei Tage kein Stuhl ausgeschieden wird, dieser dann relativ gering in der Menge sowie härter und trockener in der Beschaffenheit ist als üblich und dadurch Beschwerden beim Stuhlgang bereitet.

Eine organische Erkrankung ist glücklicherweise nur selten die Ursache für eine chronische Verstopfung; dennoch sollte mit einer gründlichen Untersuchung ausgeschlossen werden, ob nicht etwa der Darm an einer Stelle eingeengt ist oder ob andere Erkrankungen, beispielsweise eine Unterfunktion der Schilddrüse, bestehen.

In der überwiegenden Zahl der Fälle handelt es sich um eine »habituelle Obstipation« (= gewohnheitsmäßige Verstopfung). Die Gewohnheiten, die schuld daran sind, liegen in der weitverbreiteten falschen Lebensweise mit viel zuwenig Faserstoffen in der Ernährung, mit zuwenig Bewegung, mit zuwenig Zeit für die Mahlzeiten sowie für den Gang zur Toilette. Infolgedessen ist der Dickdarm nicht ausreichend gefüllt, so daß der Nahrungsbrei ihn verzögert passiert; zugleich wird ihm noch mehr Wasser entzogen, so daß er härter und trockener wird; zwangsläufig kommt es zur Verstopfung. Weil zwar eine wesentliche Funktion des Darmes gestört, aber das Organ selbst nicht faßbar verändert ist, handelt es sich dabei um eine »funktionelle Störung«.

Die habituelle Obstipation soll und darf nicht mit Abführmitteln behandelt werden. Keines dieser sogenannten Laxanzien ist gänzlich harmlos, alle reizen die Darmwand und können auf Dauer selbst zur Ursache von Verstopfung werden – was wir noch näher erklären werden. Falls überhaupt, dann sollten nur salinische Abführmittel (siehe S. 80) angewendet werden und dies auch nur für kurze Zeit.

Chronische Verstopfung ist zwar keine bedrohliche Erkrankung, aber für viele der Betroffenen derart lästig, daß sie Hilfe nötig haben. Denn sie leiden tatsächlich unter deren Folgen. Sie quält Völlegefühl, Mundgeruch und Kopfschmerzen; sie fühlen sich müde und abgeschlagen, um häufig damit verbundene Beschwerden zu nennen. Hilfe gegen chronische Verstopfung ist mit natürlichen Mitteln gut möglich, wie wir aufgrund unserer ärztlichen Erfahrung wissen und was wir an einem Fall aus dem Schwarzwald Sanatorium Obertal demonstrieren wollen.

Frau G. S., 52 Jahre, hatte an die dreißig Jahre lang eine chronische Verstopfung. Sie litt dabei unter einem ihr unerträglichen Druck- und Völlegefühl im Bauchraum, unter belastenden Blähungen und immer wieder unter Kopfschmerzen. Um sich davon zu befreien, wandte die Frau pflanzliche Abführmittel an, von denen sie glaubte, daß diese gänzlich unschädlich seien. Anfangs tat sie das gelegentlich, seit einigen Jahren regelmäßig.

Weil sich ihr Befinden nicht besserte, ging Frau G. S. schließlich zum Arzt. Dieser untersuchte sie gründlich. Dabei stellte er fest, daß sich infolge des erschwerten Stuhlgangs die Venen am Ende des Darmes zu Hämorrhoiden erweitert hatten, die immer wieder zu Blutungen sowie zu Schmerzen führten und sogar Beschwerden beim Gehen bereiteten. Außerdem entdeckte er bei der rektoskopi-

schen Untersuchung mit dem »Sehrohr« eine sogenannte Melano-
sis coli; das ist eine an sich harmlose Ablagerung von braunen
Farbstoffen in der Schleimhaut des Dickdarms, die typisch ist für
den Mißbrauch von Abführmitteln. Ansonsten erschien die Patientin
gesund.

Der Arzt verschrieb deshalb keine Medikamente, sondern empfahl
eine vorwiegend pflanzliche Kost mit einem größeren Anteil an
Ballaststoffen (siehe S. 38), um die Verdauung anzuregen. Frau G. S.
bemühte sich zwar, ihre Ernährung derart umzustellen, aber dabei
kam es vermehrt zu Blähungen und anderen Beschwerden im
Bauchraum. Sie wartete leider nicht so lange, bis diese anfänglichen
Begleiterscheinungen mit der Zeit von selbst vergehen, sondern
griff bald wieder zu den Nahrungsmitteln, die ihr verträglicher
erschienen wie Fleisch, Nudeln, Toast- und Weißbrot.

Unter diesen Umständen besserte sich der Zustand von Frau G. S.
überhaupt nicht. Im Gegenteil, zur chronischen Verstopfung und
ihren Beschwerden kamen neue Symptome hinzu; insbesondere
ein erhöhter Blutdruck und wiederholte Herzrhythmusstörungen
vergrößerten ihre Sorgen um die Gesundheit. Zu dieser Zeit hörte
sie von einer Freundin von deren guten Erfahrungen mit dem
Heilfasten im Schwarzwald Sanatorium Obertal. Das wollte sie
ebenfalls nutzen, und so kam sie zu uns.

Frau G. S. wurde zunächst so gründlich untersucht, wie das bei der
Aufnahme mit allen unseren Patienten geschieht. Wir konnten den
Befund des Hausarztes nur bestätigen: reduzierter Allgemeinzustand bei leichtem Übergewicht. Wegen der Herzrhythmusstörungen zeichneten wir mit einem EKG (= Elektrokardiogramm) die
schwachen elektrischen Impulse auf, welche die Arbeit des Herzmuskels steuern. Darin waren vereinzelt Extraschläge des Herzens
zu erkennen und auch sogenannte U-Wellen; das sind leichte
Schwankungen im Verlauf der Kurven, die auf einen gewissen
Mangel an Kalium im Körper hinweisen. Um diesen Verdacht
abzuklären, entnahmen wir eine Blutprobe und untersuchten sie im
Labor. Die laborchemische Untersuchung ergab eine Störung des

Mineralstoffhaushaltes und bestätigte einen zu niedrigen Kaliumspiegel des Blutes.

Ein Mangel an dem Mineralstoff Kalium ist eine charakteristische Folge von einem gewohnheitsmäßigen Mißbrauch der Abführmittel. Er kommt zustande, weil nun der Nahrungsbrei nicht mehr zu langsam den Darm passiert, sondern zu schnell, so daß nicht genügend Nährstoffe und auch nicht ausreichend Flüssigkeit aus ihm aufgenommen werden können. Kalium benötigt jede Zelle im Körper des Menschen, auch die der Nerven und der Muskeln. Mangelt es daran, wird unter anderem die Funktion des Herzmuskels gestört, was sich in Rhythmusstörungen äußert, und auch der Darm wird in Mitleidenschaft gezogen. Seine Muskulatur wird schwach und schlaff, so daß sie den Stuhl nur langsam weitertransportieren kann, was die bereits bestehende Verstopfung verschlimmert. Das führt in einen wahren Teufelskreis: Weil die Verstopfung ausgeprägter ist, werden noch mehr Abführmittel dagegen eingenommen; dadurch wird der Kaliummangel noch größer und der Darm noch schwächer – und die Verstopfung noch weiter verstärkt.

Im Fall von Frau G. S. war ebenfalls dieser Circulus vitiosus entstanden und hatte die Verstopfung über Jahre hinweg bestehen lassen. Da sie ansonsten gesund war, sprach bei ihr nichts gegen ein Heilfasten. Vierzehn Tage lang wurde es durchgeführt. Währenddessen erhielt die Patientin hochdosiert Kalium, um den bestehenden Mangel daran zu beseitigen, sowie weitere Vitamine und Mineralstoffe im Rahmen unserer Vital Plus-Therapie (siehe S. 67), damit während des Fastens nicht auch noch ein Mangel daran entstehen konnte.

Nach den Fastentagen erhielt die Patientin zunächst eine leichte Aufbaudiät, gleichzeitig nahm sie Enzyme (siehe S. 73) zur Anregung des Stoffwechsels ein. Dann wurde sie auf eine vollwertige Kost umgestellt mit reichlich Gemüse, Obst, Rohkost, Salate, deren unverdauliche Fasern und Ballaststoffe (siehe S. 38) den Darm vermehrt füllen und so die Verstopfung auf natürliche Weise beseitigen können. Zusätzlich wurden weitere Hilfsmittel genutzt, um den

trägen Darm wieder anzuregen: morgens vor dem Frühstück eine
Portion milchgesäuertes Sauerkraut und kleine Zwischenmahlzei-
ten aus Pflaumen und Datteln sowie reichlich Flüssigkeit, minde-
stens 2 bis 2½ Liter über den Tag verteilt. Unterstützend erhielt die
Patientin noch Quellmittel wie Leinsamen (siehe S. 79), die den
Darm ebenfalls füllen und anregen sowie Colon-Massagen (siehe
S. 76).

Frau G. S. war begeistert vom Erfolg dieser Behandlung. Sie hatte
von nun an regelmäßig Stuhlgang, und sie gebrauchte nie wieder
Abführmittel. Denn sie hielt sich künftig an unsere Empfehlungen
gegen Verstopfung – an die fünf Punkte unserer »Darmschule«
(nachzulesen in Kapitel 2). Wer sie befolgt, der kann sowohl einer
Verstopfung vorbeugen als auch selbst eine habituelle Obstipation
beseitigen.

Wurmbefall: Ein Leiden von Herr und Hund

Gelegentlich haben Patienten derart vieldeutige Beschwerden, daß
die Suche nach der Ursache zu einer Detektivarbeit wird, die –
ebenso wie in einem Kriminalroman – zu einer verblüffenden
Lösung führen kann.

Herr W. S., 43 Jahre, kann das aus eigenem Erleben bestätigen. Vor
einigen Monaten war ein Freund von ihm ins Ausland verzogen;
weil dieser seinen kleinen Mischlingshund Boxi nicht mitnehmen
durfte, hatte er ihn Herrn W. S. geschenkt. Er nahm das Tier mit
Freude an, und er nahm auch seine Pflichten als Hundehalter sehr
ernst. Boxi wurde dreimal täglich gemeinsam von Frau und Herrn S.
ausgeführt. Das tat nicht nur dem Hund, sondern auch den beiden
Menschen sehr gut. Sie entspannten sich bei den Spaziergängen
und fanden dabei Gelegenheit, in Ruhe über alles mögliche zu
sprechen – auch über ihre eigene Beziehung.

Dieses Wohlbefinden wurde schon bald nachhaltig gestört. Herr
W. S. fühlte sich nicht mehr gesund, wenngleich auch nicht sehr

krank, so daß er nicht einmal genau sagen konnte, was ihm fehlte. Nachts schwitzte er mehr, tagsüber hatte er gelegentlich Beschwerden im Bauchraum, mitunter war der Stuhlgang nicht so normal wie sonst.

Zu seinem Hausarzt wollte Herr W. S. deswegen nicht gehen. Er sprach uns darauf an, als er seine Frau wieder ins Schwarzwald Sanatorium Obertal begleitete; wegen einer Nahrungsmittel-Allergie (siehe S. 85) war sie von uns erfolgreich mit der immunmodulierenden Therapie mit Thymosand® behandelt worden, die sie nun in regelmäßigen Abständen wiederholte. Weil Boxi selbstverständlich dabei war, wohnte das Ehepaar diesmal nicht bei uns, sondern auswärts.

Herr W. S. kam gleich am Tag nach der Ankunft zu uns mit der Bitte um Hilfe. Er fühlte sich sehr schlecht, und dennoch fand sich bei der körperlichen Untersuchung keinerlei Hinweis auf die Ursache. Im Gespräch erzählte der Patient, daß sein kleiner Hund eine gute Medizin für ihn sei. Und das brachte uns auf eine Idee. Wir veranlaßten eine Kontrolle des Blutbildes. Dieses zeigte eine deutliche Erhöhung der »eosinophilen weißen Blutkörperchen«; dazu kommt es zwar auch bei Allergien, aber derart ausgeprägt wie hier nur bei einem Befall mit Parasiten. Die Diagnose lag auf der Hand: Herr W. S. hatte Spulwürmer, und die waren von seinem Boxi auf ihn übertragen worden. Die Therapie war ein voller Erfolg: Mit einem speziellen Anti-Wurmmittel wurden sowohl Herrchen als auch Hund rasch wieder gesund.

Zwölffingerdarmgeschwür: Falls Konflikte krank machen . . .

Daß man »Wut im Bauch haben« und »sich ein Loch in den Bauch ärgern« kann, ist bereits sprichwörtlich. Daß man tatsächlich krank davon werden kann, bestätigen die Fälle der mehr als 250 000 Bundesbürger, die in jedem Jahr wegen eines Geschwürs im Zwölffingerdarm (= Ulcus duodeni) behandelt werden müssen.

Frau O. S., 42 Jahre, war eine Patientin aus dieser großen Zahl. Bis vor einigen Jahren war sie immer gesund und wunschlos glücklich gewesen. Sie hatte einen liebevollen Ehemann und zwei nette Töchter; sie hatte gleich nach der Hochzeit ihren Beruf als Floristin aufgegeben, weil ihr gut verdienender Ehemann darauf bestanden hatte. Diese Tätigkeit hatte sie sehr gern ausgeübt und eigentlich auch immer vermißt. Als die Kinder größer und selbständiger geworden waren, faßte ihre Mutter spontan einen Entschluß und begann wieder, halbtags als Blumenbinderin zu arbeiten. Die Arbeit machte ihr zwar große Freude, aber die Familie fühlte sich nun vernachlässigt und opponierte lauthals dagegen. Ständig kam es wegen der Berufstätigkeit zu Reibereien; die Frau empfand immer öfter eine Schuld ihrem Ehemann und ihren Kindern gegenüber, und sie fühlte sich innerlich zerrissen.

Zu dem psychischen Unbehagen kamen mit der Zeit körperliche Beschwerden hinzu. Frau O. S. hatte keinen rechten Appetit mehr, und doch mußte sie immer wieder etwas essen. Denn allzu häufig traten zwei bis drei Stunden nach einer Mahlzeit heftige, brennende und stechende Schmerzen in der Magengrube auf; dann nahm sie jedesmal einen kleinen Imbiß zu sich, woraufhin die Beschwerden relativ rasch nachließen. Des weiteren plagte sie Verstopfung, mit Stuhlgang nur noch alle drei Tage, der verhärtet und so eigenartig geformt war, wie man es sonst von Schafen her kennt. Frau O. S. ging deswegen zum Hausarzt der Familie. Dieser untersuchte sie mit Hilfe der sogenannten Gastroskopie, die es erlaubt, von außen her in Magen und Darm hineinzusehen. Seine Diagnose war eindeutig: Geschwür im Zwölffingerdarm.

Solch ein Geschwür entsteht, wenn Magensäure die schützende Schleimhautschicht zerstört und in die darunterliegende muskulöse Wand eindringt. Es löst nicht nur Schmerzen aus, sondern kann auch zu inneren Blutungen führen und sogar in den Bauchraum durchbrechen. Weitaus häufiger als im Magen entsteht das Geschwür im Zwölffingerdarm, und zwar auf dessen ersten drei Zentimetern. Charakteristisch für das »Ulcus duodeni« ist der sogenannte Nüchternschmerz, wie ihn auch Frau O. S. verspürte. Er entsteht, wenn einige Stunden nach der letzten Mahlzeit aus dem nun leeren Magen mehr konzentrierte Säure in den Dünndarm gelangt; wird dann wieder etwas gegessen, wird Magensäure gebunden, und der Schmerz vergeht. Weil Magensäure ursächlich am Zustandekommen von Geschwüren im Zwölffingerdarm beteiligt ist, werden sie auch mit sogenannten Antacida behandelt; das sind Medikamente, welche die Säure im Magen an sich binden oder neutralisieren und dadurch unschädlich machen. Sie erreichen in vielen Fällen ein Abklingen der Beschwerden.

Frau O. S. wurde derart behandelt. Zunächst mit Erfolg, doch dieser war nicht von Dauer. Es verging nicht einmal ein Jahr, da kam es zu einem Rezidiv (= Rückfall) mit denselben Beschwerden, derselben Diagnose, derselben Therapie. Diesmal jedoch schlug die Behandlung nicht so gut an wie zuvor, die Patientin wurde nicht völlig schmerzfrei. Ihr Hausarzt vermutete den Grund dafür in der andauernden psychischen Belastung durch Familie und Beruf. Er empfahl einen Sanatoriumsaufenthalt, und Frau O. S. kam zu uns.

Die körperliche Untersuchung ergab einen deutlichen Druckschmerz im Bereich des Epigastriums (= Magengrube); sonst fanden sich keine Auffälligkeiten. Ausführlich erklärten wir der Patientin, wie es zu ihrer Erkrankung kommen konnte: Bei einer gesunden Schleimhaut besteht ein Gleichgewicht zwischen aggressiven Faktoren wie die Magensäure, welche sie angreifen, und protektiven Faktoren wie die Schleimschicht, welche sie verteidigen. Ist dieses Gleichgewicht gestört, überwiegen die Angreifer; sie bewirken eine Art Selbstverdauung der Darmwand – und ein Zwölffingerdarmgeschwür entsteht. Dieses Krankheitsgeschehen ist sehr häufig die Folge von übermäßiger psychischer Belastung durch Streß und Konflikte, unter denen ja auch unsere Patientin zu leiden hatte. Gefördert werden kann es durch die Genußgifte Alkohol, Koffein, Nikotin, die als »Säurelocker« bekannt sind und höchst sparsam genossen werden sollten. Wir empfahlen deshalb Frau O. S., zumindest zwei, drei Monate lang auf Alkohol und Kaffee völlig zu verzichten und sich das Rauchen gänzlich abzugewöhnen – was ihr durch eigene Willenskraft und mit Unterstützung durch Akupunktur gelang.

Auf die Erklärung der psychosomatischen Zusammenhänge beim Entstehen des Zwölffingerdarmgeschwürs folgte die entsprechende Behandlung. In therapeutischen Gesprächen mit der Patientin erkannten wir die psychologischen Hintergründe und erarbeiteten die ganze Problematik des Krankheitsgeschehens. Wie häufig in solchen Fällen stellten wir auch bei Frau O. S. ein inniges Bedürfnis nach Verbundenheit, Sicherheit und Gleichklang fest; weil dieses durch die Konflikte mit ihrer Familie nicht befriedigt werden konnte, reagierte der Magen überschießend darauf mit übermäßiger Produktion von Säure, und so entstand schließlich das Geschwür im Zwölffingerdarm. Um dessen eigentliche Ursache zu beseitigen, leiteten wir die Patientin zu Entspannungsübungen (siehe S. 45) an. Diese haben eine ausgleichende Wirkung auf das Vegetative Nervensystem und darüber auch auf den Magen; sie erreichen, daß dort nicht länger zuviel Säure produziert wird und schaffen so die Voraussetzung für eine Selbstheilung. Nur noch für die ersten Wochen verordneten wir die Antacida und zusätzlich Substanzen, welche die Schleimhaut mit einer schützenden Schicht überziehen und so die Heilung fördern. Durch intensive Gespräche mit dem Arzt wurde der Patientin auch bewußtgemacht, wie schädlich die negativen Aggressionen sind, die sie gegen sich selbst richtete. Das verhalf ihr dazu, positive Aggressionen auszuleben, und daraufhin wurde sie sehr viel zuversichtlicher.

158

Ein wenig enttäuscht war Frau O. S. darüber, daß wir ihr keine spezielle Diät nahelegten. Die gibt es nämlich nicht, wie wir heute wissen. Der Patient darf alles essen, was ihm bekommt; er soll meiden, was ihm erfahrungsgemäß nicht guttut. Früher wurde Milch empfohlen, um die Heilung zu fördern; sie nutzte nicht, sondern schadete nur, weil sie wegen ihres hohen Calciumgehaltes die Säurebildung noch fördert. Richtig dagegen ist es, mehrere kleine Zwischenmahlzeiten über den Tag verteilt einzunehmen, um den Nüchternschmerz zu verhindern und um Medikamente einzusparen. Wichtig ist es, die Ernährung auf eine abwechslungsreiche, vollwertige Kost umzustellen (siehe S. 64). Das taten wir auch bei dieser Patientin und fügten noch ausreichend Ballaststoffe in Form von Pektinen (die unter anderem in Äpfeln enthalten sind) hinzu, so daß sich ihr Stuhlgang in kurzer Zeit normalisierte.

Zur Unterstützung der Gesundung erhielt Frau O. S.: Antientzündlich wirkende Nährstoffe im Rahmen unserer Vital-Plus-Therapie (siehe S. 67), nämlich die Vitamine C und E sowie das Spurenelement Selen; Ozon-Sauerstoff-Eigenblut-Infusionen (siehe S. 118), welche die Durchblutung fördern, das Immunsystem kräftigen, den Stoffwechsel der Zellen durch energiereiche Phosphate anregen; Injektionen mit Thymosand® (siehe S. 58), das durch seine immunmodulierende Wirkung normale Verhältnisse im Immunsystem der körpereigenen Abwehrkräfte herstellt.

Als Frau O. S. uns nach drei Wochen verließ, da fühlte sie sich sowohl körperlich als auch seelisch sehr wohl. Sie bedankte sich bei den Ärzten mit selbstgefertigten, wunderschönen Blumengestekken. Ein Jahr später kam sie wieder zu uns ins Schwarzwald Sanatorium Obertal. Nicht etwa, um neuerliche Beschwerden behandeln zu lassen; sie hatte die doppelte Belastung durch Familie und Beruf gut in den Griff bekommen und nicht wieder unter dem Geschwür im Zwölffingerdarm zu leiden gehabt. Vielmehr wollte sie vorbeugend etwas für das Gesundbleiben tun, durch ausgiebige Erholung mit ärztlicher Betreuung und durch eine Wiederholung der immunmodulierenden Therapie mit Thymosand®.

Literaturhinweise

COTTIER, H.: Pathogenese. Springer Verlag, Berlin – Heidelberg – New York 1980

DOLLINGER, H. C.: Blähungen – was tun? Apotheker Journal, 6/92

GEESING, H.: Allergie Stop. Herbig Verlagsbuchhandlung, München 1989

GEESING, H.: Die Immun-Trainings-Diät. Herbig Verlagsbuchhandlung, München 1993

GEESING, H.: Bio-Balance. BLV Verlag, München 1993

GNAUCK, H.: Früherkennung von Darmkrebs. Deutsches Ärzteblatt, Heft 40 vom 3. Oktober 1991

GROSSKLAUS, R.: Die Bedeutung des Dickdarms für die Ernährung. Der Kassenarzt, 42/85

HAY, J. B.: Die Peyer-Plaques. Sandorama, 3/1988

HOLST, H.: Ursachen und Therapiemöglichkeiten der akuten Diarrhö. Pharmazeutische Rundschau, 7–8/1991

HRUBY, S./B. TUREK: Bedeutung der Sauermilchprodukte mit Bifidusbakterien für den Gesundheitszustand. Ernährung/Nutrition 5, 15. Jg., 1991

JUCHHEIM, J. K./J. POSCHET: Immun. Das Ernährungsprogramm zur Stärkung des Immunsystems. BLV Verlag, München 1992[6]

KASPER, H.: Ernährung und Darmerkrankungen. Verlag Urban & Schwarzenberg, München 1991

KNOKE, M.: Wozu Mikroflora im Verdauungstrakt? Ärztliche Praxis, Nr. 34 vom 27. April 1991

KOLB, H.: Mikrobiologische Therapie. Lehrbuch der Naturheilverfahren, Hippokrates Verlag, Stuttgart 1990[2]

LOESCHKE, K./G. RUCKDESCHEL: Durchfälle unter Antiobiotika. Deutsches Ärzteblatt, Heft 5, 31. Januar 1991 (37)

MARKUS, H. H./H. FINCK: Ich fühle mich krank und weiß nicht, warum. Ehrenwirth Verlag, München 1990

MENZEL, I.: Darmhefen kommen als Auslöser für eine Neurodermitis in Frage. Ärzte Zeitung/Forschung und Praxis, 145/92

PFLUGBEIL, K.: Vital Plus. F. A. Herbig Verlagsbuchhandlung, München 1990[3]

OUTRYVE, M. VAN: Kolorektale Erkrankungen. Privatdruck, o. A.

PERGER, F.: Ursachen und Folgen von Dysbiosen des Darmtrakts. Ärztezeitschrift für Naturheilverfahren, 1/91, 32. Jahrg.

PFLUGBEIL, K. J.: Bio-Topping. BLV Verlag, München 1991

PFLUGBEIL, K. J./I. Niestroj: Aufrecht durchs Leben. BLV Verlag, München 1992

POSCHET, J.: Die Jutta-Poschet-IMMUN-DIÄT. BLV Verlag, München 1992³

POSCHET, J./J. K. JUCHHEIM: Allergie. Schritt für Schritt aus der Allergie mit dem neuen biologischen Programm. BLV Verlag, München 1992²

SCHNEIDER, H.: Escherichia coli, ein positiver Faktor im Leben des Menschen? Castro 9 (1991) 10

SCHÖLMERICH, J.: Frühsymptome und Differentialdiagnose chronisch entzündlicher Darmerkrankungen. Dr. Falk Pharma GmbH, Freiburg

SCHÜNKE, G. et al.: Bedeutung des darmassoziierten Immunsystems – die Bakterienflora als regulierender Faktor. Naturheilpraxis, 4/92

STACHER, G./A. BAUERFEIND/A. L. BLUM: Psyche, zentrales Nervensystem und Gastrointestinaltrakt. Deutsche Medizinische Wochenschrift, 111 (1986), 791–796

WEISS, R. F.: Lehrbuch der Phytotherapie. Hippokrates Verlag, Stuttgart 1982⁵

Register

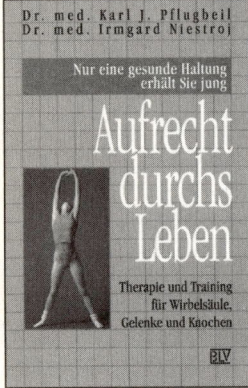
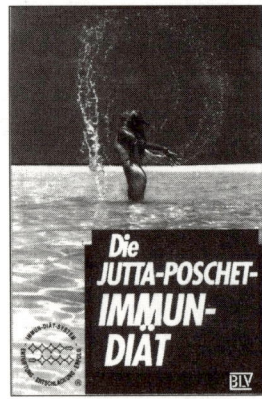